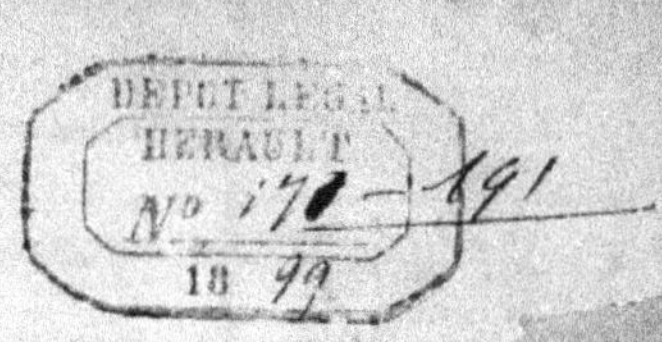

CONTRIBUTION A L'ÉTUDE

DES

EAUX THERMO-MINÉRALES

DE

SYLVANÈS

ET DES BUVETTES

D'ANDABRE, DU CAYLA ET DE PRUGNES

PAR

LE Dr MARCEL CARRIÈRE

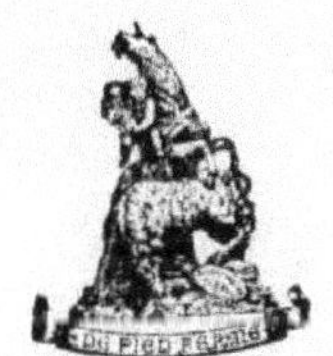

MONTPELLIER
G. FIRMIN ET MONTANE, IMPRIMEURS DE L'UNIVERSITÉ
Rue Ferdinand-Fabre et Quai du Verdanson

1899

CONTRIBUTION A L'ÉTUDE

DES

EAUX THERMO-MINÉRALES

DE

SYLVANÈS

ET DES BUVETTES

D'ANDABRE, DU CAYLA ET DE PRUGNES

PAR

LE Dr MARCEL CARRIÈRE

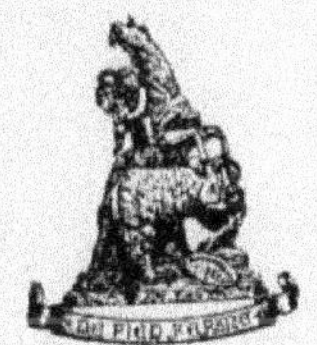

MONTPELLIER
IMPRIMERIE GUSTAVE FIRMIN ET MONTANE
Rue Ferdinand-Fabre et quai du Verdanson

MDCCCXCIX

A LA MÉMOIRE DE MES DEUX GRANDS-PÈRES

Prosper CARRIÈRE DE MONTJOSIEU

CHEVALIER DE LA LÉGION D'HONNEUR

Frédéric PRIVAT

DOCTEUR EN MÉDECINE, ANCIEN INTERNE DES HOPITAUX DE PARIS

CHEVALIER DE LA LÉGION D'HONNEUR

A MON PÈRE

A MA MÈRE

A MA SŒUR ET A MON BEAU-FRÈRE

Baronne et Baron DE NIORT

A MES PARENTS

A MES AMIS

M. CARRIÈRE.

A MON PRÉSIDENT DE THÈSE

Monsieur le Professeur GRYNFELTT

Hommage de reconnaissance.

A Monsieur le Professeur TÉDENAT

Témoignage de respectueuse sympathie.

A MESSIEURS LES PROFESSEURS

GRASSET, CARRIEU, FORGUE, ESTOR

A Monsieur le Professeur-Agrégé RAUZIER

A Monsieur le Professeur-Agrégé PUECH

A MESSIEURS LES PROFESSEURS-AGRÉGÉS

LAPEYRE, GALAVIELLE, VIRES

A Monsieur le Docteur Paul BONNEFOUS

CHIRURGIEN EN CHEF DES HOPITAUX DE RODEZ

A Monsieur GUÉRIN-VALMALE

CHEF DE CLINIQUE OBSTÉTRICALE ET GYNÉCOLOGIQUE

A TOUS MES MAITRES

DE LA FACULTÉ DE MÉDECINE

M. CARRIÈRE.

INTRODUCTION

Décrire complètement et brièvement les ressources et les emplois en médecine du centre hydro-minéral de Sylvanès ; réunir, en quelques mots, les indications thérapeutiques de chaque source et synthétiser la spécialisation de ce groupe hydrologique, tel est le but de ce modeste travail.

Jadis, l'hydrologie médicale, seul apanage de quelques rares praticiens exerçant dans les principales villes d'eaux de France, était dirigée par des spécialistes à qui s'adressaient les confrères pour faire le choix d'une station hydro-minérale et déterminer l'époque à laquelle on devait s'y rendre.

Le traitement et l'outillage des villes d'eaux était sensiblement le même.

Aujourd'hui, l'outillage hydrothérapeutique est tellement varié qu'on retire du traitement hydro-minéral des ressources plus considérables et plus riches dans le traitement de tous les états morbides.

Aussi est-il nécessaire pour le médecin d'avoir, surtout pour les eaux de sa région, des renseignements précis sur le climat, la composition chimique, la température et la variété des sources.

Ces différentes raisons ont vivement contribué à nous faire décrire le groupe hydro-minéral déjà cité, groupe hydro-minéral peut-être peu connu ; mais, en tout cas, digne d'intérêt.

Notre étude comprend sept chapitres :

Les trois premiers sont consacrés à la géologie, à l'historique et à la climatologie de la station.

Le quatrième est un essai de classification chimique.

Les trois derniers intéressent avant tout le médecin, car ils sont consacrés au mode d'administration des eaux, à leurs effets physiologiques et à leurs indications thérapeutiques.

Nous nous sommes inspiré, surtout pour ces trois derniers chapitres, des notes et des travaux que les différents médecins ayant exercé dans la station de Sylvanès ont laissés ou publiés ; nous-même, nous avons essayé, autant que faire se peut, de les compléter par les études que nous avons faites et les observations que nous avons prises pendant deux ans successifs, où nous nous sommes occupé d'une partie de la direction médicale de la station balnéaire de Sylvanès.

CONTRIBUTION A L'ÉTUDE

DES

EAUX THERMO-MINÉRALES

DE SYLVANÈS

ET DES BUVETTES D'ANDABRE, DU CAYLA
ET DE PRUGNES

CHAPITRE PREMIER

ÉTUDE GÉOLOGIQUE SUR LES EAUX THERMO-MINÉRALES DE SYLVANÈS

Situées à l'extrémité sud du département de l'Aveyron, non loin des limites du Tarn et de l'Hérault, les sources thermo-minérales de Sylvanès sourdent dans une des vallées des contreforts septentrionaux de la chaîne de montagnes qui relie les Cévennes à la Montagne-Noire.

La thermalité et la minéralisation de ces eaux sont dues à des phénomènes plutoniques locaux en corrélation avec le soulèvement de cette chaîne de montagnes. Cette action souterraine s'est étendue à d'assez grandes distances de leur ligne de faîte et s'est manifestée par la sortie, à travers le sol, de quelques filons et d'un très grand nombre de dykes ou de boutons éruptifs de roche fondue. Plusieurs de ces filons ou de ces dykes, par des dislocations toutes spéciales qu'ils ont produites dans le sol encaissant ou par les émanations métalliques dont ils sont imprégnés, peuvent être considérés comme les roches congénères des eaux minérales de Sylvanès et celles des environs : Andabre, le Cayla et Prugnes.

Une étude géologique du sol de la commune de Sylvanès suffira pour donner l'explication la plus vraisemblable de la température et de la minéralisation de ces eaux.

La vallée de Sylvanès et les montagnes qui la bordent au sud appartiennent au terrain de transition (silurien, probablement) (1).

Le trias ou terrain rouge du Camarès occupe tout le côté nord et recouvre le précédent suivant une ligne dirigée du levant au couchant, passant par les villages de Rigal, de Sylvanès et les hameaux de Beaudésert et de Ramondedieu.

Cette situation à l'intersection de deux terrains essentiellement différents par leur perméabilité, leur composition, la nature des roches, leur coloration et surtout leur altitude, imprime à ce vallon un caractère tout spécial, surtout au point de vue climatérique, comme nous le verrons dans le courant de cette étude (2).

---

(1) Dufrenoy et Elie de Beaumont ont classé le terrain du Camarès comme appartenant au trias. MM. de Rouville, Reynès, Boisse, le considèrent comme appartenant à un étage plus ancien. Des empreintes de *Walchia piniformis* et autres fossiles tendraient à donner raison à ces derniers.

(2) Dans son ouvrage, *Esquisse géologique de l'Aveyron*, M. Boisse s'exprime ainsi : « Le terrain de transition constitue une région élevée, dominant le terrain triasique du Camarès...... Montueux et très accidenté, le sol de cette région présente une physionomie distincte aux traits vigoureusement dessinés, des plus caractéristiques. . . . . On ne voit, nulle part ailleurs, ces pyramides aiguës qui semblent se

Les roches schisteuses et calcaires constituent l'élément normal du terrain de transition de cette contrée. Elles se succèdent à plusieurs reprises et elles forment une série de zones alternantes, au nombre de neuf dans la commune de Sylvanès, dont cinq de schistes et quatre de calcaires.

Ces couches, fortement relevées plongent vers le nord sous un angle moyen de 70 à 80 degrés. Elles se dirigent du levant au couchant parallèlement à la ligne de leur contact avec le trias et elles coupent en biais la vallée de Sylvanès.

En plus des couches normales de ce terrain, deux masses éruptives porphyriques se sont fait jour à travers les strates des schistes supérieurs dont elles suivent la direction, mais elles sont séparées entre elles par l'avant-dernier banc calcaire, le plus puissant de tous, et sur lequel émergent toutes les eaux thermo-minérales.

La première de ces roches forme un filon couche de 6 à 7 mètres d'épaisseur de porphyre quartzifère d'une très grande étendue. On l'aperçoit dans le ruisseau du Cabot, qu'il traverse sous le barrage de Maxilious pour se continuer sur le flanc des montagnes, de chaque côté de la vallée.

La seconde, composée de porphyre euritique, forme plusieurs dykes qui se sont fait jour également dans les strates de la couche supérieure des schistes dont ils suivent la direction.

---

grouper en rangs serrés dans l'étroit espace compris entre la vallée de la Sorgues et l'extrémité sud du département..... Les autres terrains de même nature des autres contrées sont loin d'offrir l'aspect âpre et sauvage de ces groupes d'aiguilles élancées qui hérissent le sol des terrains de transition dans les communes de Brusque, Mélagues, Peux et Coufouleux, Sylvanès..... Ces pyramides, dressées en cônes aigus, réguliers, s'élançant à des hauteurs de 300 à 600 mètres, présentent, au premier coup d'œil, l'assemblage de pics confusément groupés...... »

Les premiers dykes, en saillie au-dessus du sol, commencent sur les pentes de la montagne de Lacan, non loin des sources minérales, et, les derniers, les plus puissants de tous, forment la crête rocheuse du sommet du pic de Roste, à plus de 700 mètres d'altitude (748 mètres).

Ces porphyres et eurites doivent être considérés comme les roches congénères des eaux thermo-minérales.

En effet, sous la poussée de bas en haut de ces masses plutoniques en fusion, toutes les couches avoisinantes ont été violemment soulevées. Ce déplacement a déterminé, surtout dans les roches dures, comme les calcaires, une série de dislocations, de cassures, de failles, perpendiculaires à la direction des filons éruptifs.

Les émanations de ces roches en fusion ont pénétré les terrains environnants ou se sont condensées sur les parois des crevasses en communication avec elles, et ont donné naissance à plusieurs filons métallifères qui fournissent les éléments de la minéralisation des eaux de Sylvanès.

Quant aux failles stériles, elles servent de canaux d'infiltration aux eaux de la surface pour atteindre de grandes profondeurs et se thermaliser par la chaleur naturelle du sol.

Ces eaux lessivent le sol et les filons imprégnés de matières minérales et se chargent de toutes les substances qu'elles peuvent dissoudre sous l'influence de la chaleur et de la pression de plus de cent atmosphères qu'elles supportent (1). Elles remontent à la surface chaudes et minéralisées, sollicitées, soit par une différence de niveau entre les points d'infiltration et les points d'émergence, soit par la différence de densité entre la colonne descendante et la colonne ascendante due à une différence de température d'une douzaine de degrés, soit encore

(1) Leur thermalité fait, en effet, supposer qu'elles viennent d'une profondeur de 1.000 à 1.200 mètres.

à l'entrainement de l'eau par les bulles de gaz qu'elles dégagent ; probablement même pour ces trois causes réunies.

Les minerais adventifs qui peuvent servir à la minéralisation de l'eau sont les minerais de cuivre gris de deux filons situés près du col de Ramondedieu, dont l'un a été anciennement exploité, probablement à l'époque de l'occupation romaine, et dont l'autre a été l'objet de quelques travaux plus récents.

Ces gîtes métallifères doivent fournir à l'eau minérale l'arsenic et le cuivre qu'elles contiennent.

Ces filons, comme toutes les cassures du sol, plongent vers le levant avec un pendage de 60 à 70 degrés, et, coïncidence probante, ils viendraient passer sous les sources thermales, à peu de chose près, à la profondeur indiquée par leur température.

Les roches encaissantes, ayant subi l'action métamorphique du porphyre, peuvent encore fournir d'autres éléments de minéralisation. Plusieurs ont été pénétrées de galène et de sulfate de baryte, et, sur plusieurs points, le calcaire a été transformé en dolomie ou pénétré d'une masse de veinules de quartz.

Nous ne devons pas omettre de mentionner la couche des schistes alumineux en contact avec le filon de porphyre quartzifère.

Les sulfures de fer, que ces schistes contiennent en grande abondance, s'oxydent au contact de l'air, passent à l'état de sulfates et peuvent ainsi fournir aux eaux le fer, l'acide sulfurique,ainsi que l'acide carbonique par la réaction du premier acide sur les carbonates calcaires et magnésiens.

Chaque fois qu'une source s'échappe de ces schistes, comme à Roste, Longayrou, Rigal, elle est plus ou moins chargée d'éléments ferrugineux.

Toutes les sources thermales de Sylvanès sortent sur la couche calcaire comprise entre ces deux éruptions porphyriques au point le plus bas, c'est-à-dire sur l'espace où cette couche traverse la vallée.

Elles sortent soit à la partie supérieure, soit à la partie inférieure du banc calcaire. Leur température varie entre 30 et 37° suivant les sources ; mais elle est toujours constante pour chacune d'elles.

Elles sont artésiennes, car elles montent presque verticalement avec une légère inclinaison du levant au couchant. Leur force ascensionnelle ne dépasse pas deux mètres au-dessus du lit du ruisseau et leur dosage ne peut se faire qu'à un niveau déterminé, puisque leur débit varie dans de grandes proportions, suivant le plus ou moins de hauteur d'écoulement. Ainsi,pour la source des Moines, le débit de 18 litres par minute au robinet des piscines passe à 60 au niveau de l'aspiration de la pompe et à 70 au fond du bassin. A une certaine hauteur la source ne donne plus, et, si l'on ajoute de l'eau de manière à surélever le niveau normal, elle est absorbée et l'eau revient à sa hauteur primitive.

Pour leur débit, elles suivent la loi de l'écoulement des liquides. Sur ces données, en creusant à une plus grande profondeur, ou ce qui revient au même, en supprimant la pression atmosphérique, on devrait augmenter le débit dans de fortes proportions. En effet, une pompe adaptée au griffon d'une source a rendu plus que ne donnait le calcul. Cet excédent était dû probablement à l'entraînement des sables qui obstruaient les failles d'arrivée, puisque, après l'expérience, il y eut une augmentation sur le rendement primitif. Durant l'expérience, la température subit une légère élévation ; l'eau arrivait trouble, chargée de sables calcaires et dégageait une forte odeur d'acide sulfhydrique. L'aspiration ne fut pas continuée dans la crainte d'appeler les eaux froides. Il serait intéressant de constater si, dans ces conditions exceptionnelles, la minéralisation reste constante.

Toutes les sources contiennent les mêmes éléments minéralisateurs, mais dans des proportions variées. Ces différences, jointes à celles de la température, suffisent pour changer leurs effets physiologiques et thérapeutiques.

La source des Colonnes n'a pas de goût et présente une teinte légèrement opaline; celles des Moines, de la Poste et des Petites-Baignoires sont parfaitement limpides; la première laisse un goût légèrement salé; les deux autres un goût styptique. Au repos, elles forment, au bout d'un certain temps, un léger dépôt blanc jaunâtre insoluble où l'analyse a constaté de très fortes proportions d'arsenic et de fer.

Le débit actuel de toutes ces sources au niveau de la pompe atteint 300,000 litres par 24 heures. En effet, la source des Moines donne 60 litres à la minute, celles des Colonnes 45, la Poste 75, les Petites-Baignoires 30; ce débit serait largement doublé par le captage de nouvelles sources.

L'action souterraine qui a soulevé tous les terrains de transition de la contrée et dont l'éruption d'eurites du pic de Roste, est une des manifestations les plus probantes, s'est fait sentir encore dans le trias. Elle a déterminé dans le terrain une série de cassures qui s'étendent au loin. Presque toutes contiennent des traces de cuivre et d'autres éléments minéralisateurs, notamment les pyrites de fer en décomposition.

Ces failles donnent naissance aux sources minérales froides qui avoisinent les stations balnéaires de Sylvanès: Andabre, le Cayla et Prugnes.

La buvette d'Andabre comprend deux sources d'un débit de 40 à 60 litres à l'heure et fortement chargées en bicarbonate de soude; celle du Cayla en possède trois d'un débit à peu près identique, à éléments minéralisateurs très ferrugineux et enfin celle de Prugnes, composée d'une source seulement, comprend dans sa minéralisation quelques bicarbonates de soude etde fer, de l'acide chlorhydrique et sulfurique. Leur température varie entre 9 et 10 degrés.

Tels sont les phénomènes géologiques qui ont présidé à la formation de ce groupe hydro-minéral dont la richesse hydrologique reste encore à peu près ignorée.

Cette variété dans la composition chimique des eaux et dans leur température, unie nécessairement à leur diversité d'administration et d'action médicale, a, depuis quelques années, attiré notre particulière attention. Notre but, dans une monographie générale, est de décrire cette contrée hydro-minérale du Camarès si intéressante tant au point de vue historique et climatérique qu'au point de vue de la classification des eaux, de leur administration et de leurs effets physiologiques et thérapeutiques.

CHAPITRE II

HISTORIQUE DES THERMES DE SYLVANÈS

Que sait-on des origines des bains de Sylvanès? Rien ou à peu près rien. Les documents n'existent point et nous ne pouvons même nous renseigner auprès des souvenirs et des traditions populaires qui, souvent marqués à l'empreinte d'une exagération naïve, fantaisiste et bizarre, possédent cependant un fonds de vérité.

L'étymologie du mot Sylvanès, *qui antiquitus Sylvanium a sylvis dicebatur*, comme le dit le moine Hugues dans son histoire de la fondation de l'abbaye, indiquerait une origine romaine. Une statuette en bronze, des monnaies des Césars, une urne funéraire, des poteries et des briques portant l'empreinte de leur siècle et de leur origine, le tout glané çà et là aux abords même des sources, des mines de cuivre argentifère exploitées lors de la conquête romaine et situées à moins d'un kilomètre de la station balnéaire, confirment notre opinion. On connaît, du reste, le véritable culte des fils de Rome pour les eaux thermales ayant leurs nymphes et leurs naïades et faisant l'objet d'inscriptions votives et d'invocations poétiques au dieu d'Epidaure. Il serait donc étonnant que les sources de Sylvanès eussent échappé à leurs investigations.

Le premier ouvrage qui signale la présence de ces eaux

thermales est un vieux manuscrit du XIIme siècle, écrit par le moine Hugues, contemporain de Pons de Léraze, fondateur de l'abbaye de Sylvanès, en 1098. Ce document, déposé à la Bibliothèque nationale, parle d'un caravansérail, nommé le « Mas Théron, » qui, avant l'arrivée des religieux de l'ordre de Citeaux, servait à loger les baigneurs se traitant aux sources. Cette affirmation donnerait une apparence de vérité à l'hypothèse émise dès le début. Il est, en effet, probable que, perdues au fond des bois et au milieu des montagnes, loin de toute agglomération populeuse, ces eaux durent, pendant plusieurs siècles, servir aux populations environnantes sans que leur modeste rôle leur permît d'acquérir une réputation quelque peu étendue et d'être signalées dans les écrits importants de l'époque.

A l'arrivée des religieux, elles reçurent une nouvelle impulsion et la source des Moines, d'après l'examen des anciens travaux, dut être alors sommairement captée avec *des battues* successives d'argile et de pavés, afin d'empêcher les infiltrations et pour pouvoir retenir les eaux minérales dans un vaste bassin.

Le nombre des étrangers, à la suite de ces réparations, paraît augmenter dans de telles proportions que leur affluence trouble et incommode les moines dans leurs exercices de piété et leur recueillement. Pour éviter le bruit et l'indiscrétion des baigneurs, ils sont obligés de quitter le Mas Théron, situé alors à 1.200 mètres des sources et, aujourd'hui, complètement détruit, pour se porter beaucoup plus en amont du ruisseau du Cabot, (*ad jactum balestræ : à la portée d'une arbalète*): comme le dit le moine Hugues. A cet endroit, s'élèvent encore les glorieux restes de cette abbaye, une des plus vastes et des plus riches du Rouergue jusqu'à la Révolution.

L'affluence sans cesse croissante des étrangers rendit le

caravansérail du Mas Théron absolument insuffisant et, vers le milieu du XVIIme siècle, les religieux se décidèrent à bâtir, sur l'emplacement même de la source des Moines, la façade actuelle du grand hôtel.

Ce doit être à peu près vers cette époque qu'un médecin du pays écrivit un ouvrage relatant une foule d'observations exactes sur les effets salutaires de ces eaux, ouvrage dont parle Malrieu dans son premier Mémoire de 1776.

En tout cas, la première analyse de la source des Moines date de 1670 ; elle fut effectuée par l'Académie royale des sciences, qui trouva que le résidu de ces eaux évaporées égalait 1/262 de leur poids.

Soixante ans plus tard, dans le sixième volume des *Consultations choisies de Montpellier*, nous voyons que MM. Gauteron, Lazerme et Montagne conseillèrent les bains de Sylvanès à une dame contre les vapeurs « à cause, disent-ils, de leur chaleur modérée et de leur onctuosité très propre à humecter les fibres nerveuses et charnues ».

Malrieu rapporte que, vers cette époque, les médecins de Saint-Affrique, témoins des succès obtenus par ces eaux, publièrent dans des affiches leurs effets ainsi que les différentes maladies pour lesquelles il convenait de les employer.

Cette réputation toujours croissante de leur efficacité engagea Venel, professeur à l'Ecole de médecine de Montpellier, à se transporter à Sylvanès et, dans la suite, « il y envoya beaucoup de malades entr'autres une dame de distinction du Bas-Languedoc ».

En 1772, M. Terrai, intendant à Montauban, demande un rapport sur les sources minérales de Sylvanès au docteur Malrieu, d'Albi, qui se rend à la station pour faire l'analyse et étudier les effets thérapeutiques de ces eaux.

Cette étude, où l'on admire une précision et une honnêteté

tout à la louange de l'auteur, parut en 1774 et ne fut imprimée qu'en 1776, à Toulouse.

L'Académie royale des sciences trouva cette analyse si bien faite et « si conforme aux principes de l'art » qu'elle en autorisa l'impression dans le *Recueil des Savants étrangers*, le 18 février 1775.

En outre, M. de Lassone, premier médecin du roi et surintendant des eaux minérales du royaume, envoya à Malrieu le brevet d'intendant des eaux minérales de Sylvanès, titre qui résumait probablement les fonctions de « Médecin inspecteur » de nos jours ; mais qui certainement était beaucoup plus désiré surtout depuis la suppression du traitement.

Encouragé dans la voie de l'étude thérapeutique des eaux de Sylvanès par les divers témoignages de sa haute valeur médicale et touché de ces marques de sympathie, Malrieu, dans une lettre adressée en 1784 à M. Vicq-d'Azyr, secrétaire perpétuel de l'Académie royale de médecine, le met au courant des diverses façons de traiter les malades à Sylvanès, des affections auxquelles il convient d'appliquer les eaux et, à l'appui de sa thèse, il cite soixante observations diverses. Il parle, en même temps, du traitement électrique auquel M. Belloc, prieur de Sylvanès, qui « a du goût pour la physique », soumet les malades pendant l'intervalle des bains et il constate que l'affluence toujours croissante des baigneurs oblige les moines à construire de nouvelles piscines pour les deux sexes ainsi que des piscines particulières, car il y a des gens, dit-il, qui n'aiment pas à se baigner en compagnie, ni dans des bassins où la chaleur les incommode.

A Malrieu succède Caucanas qui, à son tour, remplaçait le citoyen Durand, nommé par le Directoire, médecin inspecteur de Sylvanès.

Le règne médical de Caucanas paraît avoir porté peu de fruits au développement de la station thermale. En l'an X, il fait paraître un *Traité analytique et pratique sur les eaux*, où il copie absolument les deux mémoires de Malrieu, tout en ayant le soin de faire remarquer que les théories hydrologiques de ce confrère étaient absolument erronées. La première partie de l'ouvrage est consacrée à une foule de théories surannées. C'est, comme le dit avec justesse le docteur Bernard-Lavernhe, « un rhéteur qui se mire dans ses périodes et qui écrit » beaucoup plus pour sa propre gloire, au risque de manquer » le but, que pour donner d'utiles enseignements ».

Depuis cette époque, peu d'ouvrages s'occupent des eaux de Sylvanès.

Le baron Alibert leur consacre quelques lignes.

Elles inspirent une thèse au docteur Galtier, de Saint-Izaire, guéri d'un rhumatisme par une cure à ces thermes.

Bérard et Coulet analysent en 1825 la source des Moines.

Cependant la station prend un essor continuel et l'augmentation du nombre des étrangers nécessite, vers 1835, la construction de nouveaux bâtiments et l'exploitation de la source des Colonnes.

Celle des Moines devenant insuffisante, on y joint par une canalisation spéciale celle de la Poste.

En 1848, Cauvy fait l'analyse de la source des Colonnes et de la Poste.

Il faut arriver en 1869 pour trouver, dans la *Revue médicale de Castres*, un article du docteur Bernard-Lavernhe résumant le mode d'administration des eaux et leurs indications.

Le docteur Planche fait enfin paraître, en 1875, une œuvre de longue haleine, où il passe en revue toutes les ressources de la station et essaie de spécialiser les maladies justiciables de Sylvanès.

Depuis lors, de petites études ont paru. Il nous suffit de citer celles des docteurs Sicard et Martin.

La science, comme on le voit, est très pauvre en documents sur les eaux de Sylvanès et, sauf les deux mémoires de Malrieu et l'ouvrage du docteur Planche, nulle œuvre sérieuse n'a paru sur cette station hydrologique, où se trouvent cependant des éléments curateurs importants, que feront ressortir cette étude.

CHAPITRE III

SITUATION DE SYLVANÈS. — CLIMATOLOGIE DE LA RÉGION

La climatologie de la région des thermes de Sylvanès ne peut s'établir sur des documents sérieux et impartiaux. Des observateurs, la plupart négligents ou privés d'instruments bien étalonnés, ont agi avec des méthodes approximatives et parfois des idées préconçues.

Pour arriver à des résultats précis, il faut que les notions recueillies pendant un grand nombre d'années soient colligées comparées, rapprochées les unes des autres, pour qu'il soit possible d'en déduire des règles de l'action physique et physiologique du climat. Cependant, en se rapportant, d'un côté à l'altitude, à la situation géographique et géologique et à la flore, de l'autre, à quelques observations météorologiques qu'il nous a été permis de prendre pendant deux étés consécutifs, il nous paraît facile d'établir des déductions que nos futures recherches, nous permettront, de compléter et de confirmer.

Comme situation géographique, la région qui nous occupe, placée à 432 mètres d'altitude, appartient au bassin de la Garonne et fait partie de cette zone moyenne du plateau central voisine du climat méditerranéen, qui lui imprime un cachet tout spécial au point de vue de la température et de la météorologie.

Les pluies y sont assez rares pendant l'été et le régime anémologique donne une prédominance marquée aux vents du sud et du nord-ouest contre lesquels la station thermale oppose des collines successives, qui tempèrent, suivant le cas, leur violence, leur chaleur ou leur froid.

Sylvanès, en effet, s'élève dans une petite vallée de 500 mètres de large, se dirigeant de l'est au sud-ouest. Les thermes, bâtis au fond d'une immense prairie de douze hectares, sont entourés de magnifiques plantations de marronniers, de tilleuls et de platanes. Les montagnes du sud, relativement élevées, 600 à 800 mètres, font partie du terrain de transition et sont composées de schistes et de calcaires. Embellies par une végétation luxuriante, elles donnent naissance à des sources d'une fraicheur remarquable. Ces montagnes modèrent la violence des vents brûlants du midi et procurent à la station la pureté et la fraicheur de l'air des grandes altitudes.

Les collines du Nord, s'élevant à 500 mètres environ au-dessus du niveau de la mer, appartiennent à ce terrain triasique de couleur rouge, dénudé et sec qui, chargé d'oxyde de fer, absorbe et diffuse facilement le calorique. L'âpreté des vents froids se trouve ainsi atténuée et l'on n'a plus à craindre ni les brouillards, ni les brusques variations de température des régions élevées qui ne sont pas abritées contre les vents régnants.

Cette situation exceptionnelle, à l'intersection de deux terrains géologiques bien différents, amène naturellement une différence de température avec les buvettes d'Andabre, du Cayla et de Prugnes, situées en plein terrain triasique et dont la température s'élève toujours de 3 ou 4 degrés au-dessus de celle Sylvanès.

La flore d'une contrée, à défaut d'observations précises, indique, en général, la constitution climatérique d'un pays. A quelques mètres des terrains de transition, dans le trias, nous avons remarqué des vignes dont le raisin mûrit parfaitement. Dans les calcaires et les schistes, elles n'existent pas.

Au voisinage même d'Andabre, dans ce sol rouge à roche friable, les plantes aromatiques : le thym, le serpolet, la lavande, qui, d'après les traditions du pays, donneraient au bétail et au gibier ce goût dont la réputation est connue dans toutes les régions du Languedoc, croissent sur toutes les collines dénudées, recouvertes de quelques chênes rabougris, de genévriers et de genêts d'Espagne. Les autres plantes y sont très rares. La sécheresse naturelle du sol les empêche de se développer.

Par contre, dans les terrains de transition, elles sont fort nombreuses. Qu'il nous suffise de citer la digitale pourprée, la belladone, la scabieuse, l'anémone, la renoncule, la giroflée, le pois de senteur.

Le faux séné, le fusain, le houx, le buis, le genêt, croissent sur tous les penchants des montagnes du sud et ces arbrisseaux sont recouverts par des arbres très élevés : tels le frêne, le chêne, le hêtre, l'ormeau, l'érable, le châtaignier et le marronnier, le tilleul et le platane.

En 1897, de concert avec le docteur Auquier, de Nimes, nous fîmes le relevé des températures du vallon de Sylvanès durant le mois d'août et le mois de septembre. Le mois d'août, en général le plus chaud dans cette région, donna comme moyenne de température maxima 20°6 et minima 15°7. La moyenne générale est donc de 18°1. Par contre, la journée la plus chaude se manifesta le 14 août où l'échelle thermométrique atteignit 25 degrés ; la température minima, prise à 5 heures du matin, étant ce jour-là de 16 degrés.

Dans le cours du mois de septembre, la moyenne de la température fournit au calcul le chiffre maximum de 17 degrés et minimum de 13 degrés, qui donne comme moyenne générale 15 degrés.

Le jour le plus chaud se manifesta, le premier, avec 22 degrés à l'échelle thermométrique, et la journée la plus froide fut le 25, jour de pluie du reste, où je vérifiais 14 degrés. Au mois d'août, il y eut deux jours de pluie, au mois de septembre cinq.

En 1898, nous continuâmes à prendre les relevés thermométriques. Cette année exceptionnelle, de mémoire d'homme, comme élévation de température dans la région des Cévennes, fournit à l'échelle thermométrique comme température maxima 30 degrés le 12 et le 16 août, quand la température minima de ces deux jours atteignait 18 degrés seulement. La moyenne maxima du mois d'août égala 20°4 d'un côté et 14 degrés de l'autre. Un seul jour de pluie se manifesta pendant ces deux mois.

Durant la courte période de ces deux années successives, au moyen des journaux de la région, des comparaisons thermométriques furent établies entre Béziers, Montpellier et Nimes. La température de ces villes se montra toujours supérieure de 8 à 12 degrés, surtout en faveur de Nimes.

De ces quelques expériences météorologiques, bien incomplètes sans doute, de la flore, de la situation géologique et géographique, il résulte que la station hydro-minérale de Sylvanès appartient à un climat moyen.

La température, toujours fraîche le jour, puisque la moyenne maxima atteint, pour le mois d'août, le plus chaud de tous, le chiffre de 20 degrés 6, ne subit guère pendant la nuit de sensibles variations, la moyenne de température minima donnant comme résultat 15 degrés 7.

On a cependant incriminé Sylvanès de son humidité. Le docteur Planche, convaincu par des expériences hygrométriques personnelles, s'élève avec force contre la fausseté de cette assertion (1). Les jours de pluie sont trop rares, et le sol, excessivement perméable, absorbe avec trop de rapidité pour imprégner l'air de vapeur d'eau.

Il nous reste à nous occuper de l'aérothérapie de cette petite vallée. Bien que préservée, avons-nous dit, contre la violence des vents chauds du midi, contre le froid et l'âpreté des vents du nord, des courants d'air secondaires, favorisés eux-mêmes par l'élévation des arbres, balayent la vallée de l'est à l'ouest.

Il ne nous est pas permis encore, de donner une analyse chimique et bactériologique de l'air ; mais la perméabilité du sol, l'abondance des arbres, l'éloignement de toute agglomération populeuse, sont un sûr garant de sa pureté.

Les registres de l'état civil de la commune constatent le double des naissances sur le chiffre des décès et une longévité supérieure, que l'on ne peut mettre sur le compte des soins hygiéniques dont s'entourent les habitants de cette région.

L'air nous paraît donc hygiénique pour ces diverses raisons, reconstituant par sa fraîcheur ; mais, en même temps, n'étant pas soumis, comme celui des régions élevées, à de brusques variations de température, aux perturbations de l'atmosphère et n'étant chargé, d'autre part, d'aucun agent médicamenteux issu des sources (à l'instar de l'air thérapeutique de Vichy), il apporte à l'organisme une action franchement sédative, qui favorise puissamment les effets des eaux que nous allons étudier.

Planche. — *Etude sur les eaux minérales de Sylvanès*, Montpellier et Paris, 1875.

CHAPITRE IV

CAPTAGE DES EAUX MINÉRALES DE SYLVANÈS
LEUR CONSTITUTION CHIMIQUE
GROUPES HYDRO-MINÉRAUX DE LA STATION

Le vieil adage hydrologique de Pline l'Ancien : *tales sunt aquæ qualis terra per quam fluunt,* conserve toute son opportunité dans la composition minérale des eaux de Sylvanès. En traversant, comme nous l'avons démontré dans notre étude géologique, les diverses couches de terrain déjà précitées et en lavant des filons métallifères d'ancienne formation, les eaux de Sylvanès s'incorporent les éléments minéralisateurs révélés par l'analyse. Dans leur vaste laboratoire souterrain, sous une pression de 100 atmosphères et sous l'influence peut-être de décompositions chimiques, elles s'échauffent, solubilisent leurs agents minéraux et remontent à la surface du sol minéralisées et chauffées en parcourant un immense siphon.

Leur débit précédemment dosé permettrait, si on les soumettait à une évaporation continue, de produire en 24 heures 800 kilogrammes environ de matière minérale. A leur émergence, elles sont reçues dans de vastes bassins entourés de murs très épais cimentés de toutes parts. Pour éloigner tout contact avec l'eau froide, et, éviter leur infiltration, elles sont entourées, à l'instar des sources d'Ussat, d'une ceinture hydrostatique permettant le rejet des eaux froides et obligeant les eaux chaudes à concentrer leur émergence en un seul et même point.

Les bassins voûtés forment d'immenses vases clos,où l'eau s'accumule en réserve sans perdre ni de sa chaleur ni de ses éléments natifs. De là, elle est directement distribuée aux piscines situées au même niveau ou aux cabinets de bains placés au-dessus.

Ce mode de captage et de distribution nous paraît supérieur à celui qui consiste à transporter, au moyen d'un canal unique, les eaux dans des réservoirs successifs où elles sont colligées, comme dans un château d'eau, pour être ensuite réparties, suivant le cas, par des conduites secondaires. Dans le trajet, elles se refroidissent, se décomposent et perdent de leur propriété.

Ce moyen de captage, adopté depuis des siècles à Sylvanès, a reçu des améliorations successives. A la suite de ces réparations, une heureuse influence s'est manifestée surtout sur la température de la source des Moines qui, aujourd'hui, marque 37° à l'échelle thermométrique, au lieu de 32° en 1776, en l'an X, en 1825 et en 1848 (1).

En outre, avant ces réparations effectuées dans les différents bassins, en dehors de l'abaissement de température, tous les débris organiques du sol, les matières étrangères charriées par les inondations d'un cours d'eau voisin altéraient profondément les sources par un séjour continuel et les altéraient d'autant plus qu'au début de chaque saison leur réceptacle n'était pas complètement nettoyé. Ne serait-ce pas cet état de malpropreté ancestrale qui, provoquant la décomposition des

---

(1) Voir Malrieu: *Mémoire sur les eaux minérales de Sylvanès*, 1776; Caucanas : *Traité analytiqne et pratique des eaux minérales de Sylvanès et de Camarès*, an X ; Bérard et Coulet : *Analyse de la source des Moines*, 1825 ; Cauvy : *Analyse des eaux de Sylvanès*, 1848.

sulfates en sulfures, fit considérer pendant un demi-siècle ces thermes comme chargés de principes fixes de nature sulfureuse, alors qu'ils le devenaient accidentellement, à l'exemple des eaux d'Enghien.

De ce chef, nous ne pouvons incriminer Malrieu et douter de son savoir, quand, dans son court mémoire de 1776, adressé à l'Académie royale des sciences et approuvé par elle, il parle de l'odeur sulfureuse de la source des Moines, et quand, dans son chapitre V, il s'exprime ainsi : « Le soufre est annoncé par » l'odeur des bassins, par la ternissure des métaux, par les » nuances de la pellicule qui surnage sur la surface des eaux » dans les endroits où elles stagnent, par l'inflammabilité de » leur dépôt desséché et par la couleur bleuâtre de cette » flamme » (1) Et cette opinion nous paraît attirer d'autant moins la critique, qu'il fût aidé dans son analyse, comme nous le dit Caucanas, par Venel et le professeur Chaptal (2).

A son tour Caucanas, dans son *Traité analytique et pratique sur les eaux de Sylvanès* conclut, avec le professeur Virenque, que les propriétés si intéressantes de ces eaux doivent être principalement rapportées à l'hydrogène sulfuré.

Caucanas se plaît même à les comparer aux eaux de Cauterets pour faire ressortir leur plus grande abondance en éléments sulfureux (3).

En 1825, Bérard et Coulet (4) signalent, dans leur analyse, 0,050 milligrammes d'acide hydro-sulfurique, élément chimique qui les fait conseiller plus tard, à Bazin, dans certaines affections de la peau compliquées d'anémie (5).

---

(1) Malrieu : *lot. cit.*

(2) Caucanas : *lot. cit.*

(3) Id. : *ibid.*

(4) Bérard et Coulet : *loc. cit.*

(5) Bazin : *Leçons sur le traitement des maladies chroniques en général et des affections de la peau traitées par les eaux minérales.*

Hâtons-nous d'ajouter que Malrieu, comme Caucanas, avait découvert dans les sources du fer, des chlorures, de la chaux et de la magnésie.

Malrieu, esprit judicieux et précis, détermine même la quantité des éléments minéraux, et fixe leur composition à un grain de fer, à un grain de terre calcaire, à un grain de sel marin.

Caucanas y découvre de la magnésie, de l'acide muriatique, sulfurique, carbonique.

Bérard et Coulet fournissent une analyse qualitative et quantitative de la source des Moines, analyse que nous reproduisons à seule fin de démontrer que les recherches de la chimie hydro-minérale permettaient, à cette époque, de saisir aussi sûrement qu'aujourd'hui la composition des eaux minérales, et, qu'en dehors de l'appareil de Marsh et du spectroscope, dont s'est enrichie cette science, les moyens d'investigations paraissaient aussi parfaits.

ANALYSE DE BÉRARD ET DE COULET

Source des Moines, T. 32°

Acide carbonique	0.200	
— hydro-sulfurique	0.050	
Carbonate de fer		0.0405
— de chaux		0.1250
— de soude		0.0054
— de magnésie		0.2300
Sulfate de soude		0.0370
Chlorure de sodium		0.2530
Total		0.6909

En 1848, Cauvy, professeur à l'école de pharmacie de Montpellier, persuadé que, sur place seulement, on pouvait déterminer d'une façon sûre la composition exacte d'une eau minérale et, après avoir fait complètement nettoyer les bassins, se livra à des recherches chimiques consignées dans un court mémoire (1). Il négligea d'effectuer l'analyse de la source des Moines, dont Coulet avait relevé la teneur, pour ne s'occuper que de la composition minérale de la source des Colonnes et celle de la Poste. Le premier, il s'aperçut de la sulfurisation accidentelle de ces sources.

Voici son analyse :

	COLONNES T. 34°5	POSTE T. 32°5
	—	—
Silice en partie combinée avec de la chaux et de la magnésie.	0 0476	0 0698
Chaux	0 1281	0 1351
Magnésie	0 0434	0 0444
Oxyde de sodium	0 0343	0 0333
Sodium	0 1052	0 0979
Arsenic combiné à la magnésie surtout, et à une petite quantité de fer.	0 0161	0 0161
Chlore	0 1620	0 1512
Acide sulfurique	0 0443	0 0436
Acide carbonique des carbonates. .	0 1605	0 1643
Oxyde de fer	0 0180	0 0140
Matières organiques et cuivre . . .	Traces	Traces
Total.	0 7595	0 7698

La découverte d'une si notable quantité d'arsenic, quantité égalant presque celle des eaux de la Bourboule, engagea Cauvy à rechercher et à doser ce métalloïde dans les sédiments.

Pour la source des Colonnes, les dépôts ocreux fournirent 1 gr. 590 sur 100 d'acide arsénieux contre 1 gr. 450 pour la source de la Poste.

Ces résultats parurent concorder avec les chiffres trouvés dans l'analyse de l'eau, et il ne songea un instant à une erreur de calcul. Il termine son étude en disant : « *Si l'on recherche*

(1) Cauvy : *loc. cit.*

» *dans les principes minéralisateurs que l'analyse a constatés* » *dans les eaux de Sylvanès la cause des effets merveilleux* » *qu'elles produisent, on se trouve forcé à admettre que c'est* » *uniquement le composé ferro-arsenical qui est le principe* » *actif* ».

Quelques années plus tard, l'Ecole des Mines, après plusieurs essais, ne peut déceler dans l'eau des Moines, ni fer, ni arsenic et, toutefois, elle constate dans l'analyse des sédiments 23,50 0/0 de fer et des traces très notables d'arsenic, ce qui suggère au docteur Planche la réflexion suivante : « *Donc,* » *ces eaux qui forment ces dépôts doivent bien contenir ces* » *substances médicamenteuses* » (1).

En mars 1897, M. Wilm, professeur à la Faculté des sciences de Lille, fournit une analyse des eaux de Sylvanès (2). Pour les trois sources, la minéralisation se révèle à peu près identique, sauf pour celle des Moines, où l'élément ferrugineux donne une teneur vingt fois plus considérable.

Peut-être, est-ce à cette dose thérapeutique de ses agents martiaux et à une élévation plus notable de sa température, qu'est due l'action excitante et congestive de cette source ?

M. Wilm, indépendamment des autres analyses, découvre dans les eaux de Sylvanès des traces de lithine, d'iode, d'acide borique. Pour la source des Moines seule, il dose l'arsenic ; pour les autres, il en signale des traces.

Voici, du reste, cette analyse telle qu'elle a été soumise au Comité consultatif d'hygiène de France :

---

(1) Planche. — *Etude sur les eaux minérales de Sylvanès*, 1875.

(2) Wilm. — *Rapport sur les analyses chimiques de Sylvanès, d'Andabre, du Cayla et de Prugnes*, Lille, 1897.

Groupement hypothétique des Éléments dans les Eaux de Sylvanès.

	Moines t. 37°	Colonnes 34°5	Poste 32°5
Acide carbonique des carbonates.	0.4070	0.3776	0.3833
Acide carbonique libre. . .	0.0950	0.1728	0.1566
	Grammes par litre	Grammes par litre	Grammes par litre
Carbonate de calcium . . .	0.2540	0.2525	0.2467
— de magnésium.	0.1401	0.1302	0.1362
— de sodium . . .	0.0214	0.0230	0.0256
— ferreux.	0.0245	0.0013	0.0044
— de cuivre. . . .	0.0005	—	—
Sulfate de sodium	0.0662	0.0659	0.0868
— de potassium . . .	0.0197	0.0197	
— de lithine	tracés	traces	traces
Chlorure de sodium	0.2275	0.2779	0.2772
Iodures.	traces	traces	traces
Borates.	traces	traces	traces
Arséniate de sodium. . . .	0.0030	traces	traces
Silice	0.0318	0.0358	0.0400
Total par litre.	0.8387	0.8063	0.8164
Bicarbonates primitivement en dissolution			
Bicarbonate de calcium . .	0.3658	0.3636	0.3545
— de magnésium.	0.2145	0.1984	0.2076
— de sodium. . .	0.0303	0.0315	0.0362
— ferreux.	0.0338	0.0018	0.0060
— de cuivre. . . .	0.0006	—	—
Minéralisation totale, sauf l'acide carbonique. . .	1.0422	0.9951	1.0081

A ce groupement hypothétique des éléments de l'eau, le

professeur Wilm a cru devoir ajouter la composition des dépôts dont voici l'analyse :

	Poste	Moines	Colonnes
Eau restant à 100°	9.50	18.00	10.25
Silice	26.00	24.90	21.90
Oxyde de fer	53.35	43.32	41.77
Arséniate ferrique	1.90	1.48	1.33
Carbonate de chaux	8.21	10.90	23.75
— de magnésie . .	1.72	2.12	1.70
Cuivre	—	traces notables	traces notables
Total. . .	100.68	100.72	100.70

Devant de pareils résultats, n'est-on pas en droit de se demander s'il y a une corrélation bien complète entre l'analyse de l'eau elle-même et celle des dépôts ? L'eau ne devrait-elle pas déposer, avant tout, les éléments qu'elle incorpore en plus grande quantité, tels les carbonates de chaux, et ne serait-ce pas à la source qui contient le plus de principes arsenicaux et ferrugineux, par exemple, à fournir dans ses sédiments une plus-value de ces principes minéraux ?

Les différentes analyses, même les plus récentes, laissent donc la porte ouverte aux suppositions.

Venel, Chaptal, et avec eux, Malrieu, Virenque et Caucanas, Bérard et Coulet, considèrent les eaux de Sylvanès comme chlorurées, ferrugineuses et sulfureuses.

Le premier, Cauvy répare l'erreur de ses devanciers et les appelle arsenicales ferrugineuses.

L'Ecole des mines les classe dans les bicarbonatées chlorurées sodiques.

Constantin James leur donne le nom de ferrugineuses chaudes (1).

---

(1) Constantin James : *Guide pratique des Eaux Minérales*, Paris, 1853.

V. Aud'houi les range parmi les salines simples (1).

Pour Wilm, elles sont indéterminées (2).

Cette diversité d'opinions, preuve manifeste de la difficulté des analyses chimiques et de leur peu de valeur dans la thérapeutique hydro-minérale provoque cette réflexion du professeur Garrigou, dans son discours d'ouverture du Congrès de Biarritz, en 1886 : *Quand l'analyse chimique cherche par le calcul à reconstituer les combinaisons dissociées, les chiffres qu'elle inscrit sur ses tableaux analytiques ne sont positifs que dans une certaine mesure ; ils sont hypothétiques dans une autre. Deux chimistes également expérimentés pourront fournir des résultats différents pour une même eau minérale* (3).

Cette appréciation du professeur Garrigou nous amène, naturellement, à considérer dans les eaux minérales l'étude chimique comme œuvre secondaire pour donner la place prédominante à la thérapeutique hydro-minérale seule, qui, en s'étayant sur une foule d'observations, peut en retirer un enseignement pratique.

A ce groupe hydro-thermal composé de quatre sources faiblement minéralisées, il convient d'en ajouter un second, à basse température et d'une alcalinité plus élevée, c'est le groupe des sources froides, 10 degrés environ ou des buvettes, qui représente, pour Sylvanès, un auxiliaire puissant de médication balnéaire toujours mis à profit.

Andabre, connu dans la région sous le nom du « Petit-Vichy du Midi », représente une minéralisation totale par litre de près de 5 grammes. Le bicarbonate de soude égale 3 grammes

(1) V. Aud'houi : *Guide pratique des Eaux Minérales*, Paris, 1897.

(2) Wilm : *loc. cit.*

(3) Garrigou : *Revue médicale d'hydrologie et de climatologie*. Toulouse, 1886.

et demi, et les sulfates de soude et de magnésie 1 gramme environ. L'acide carbonique libre est dosé, en sus, à 1 gr. 89.

Le Cayla, dont l'acide carbonique est en plus grande quantité, 2 gr. 25, possède trois sources, dont le carbonate ferreux, uni au manganèse, forme le principe actif avec 0,047 par litre pour la source Princesse ; 0,065 pour la source Rose, et enfin, 0,159 pour la Madeleine. Il faut y ajouter 0,60 centigrammes de sulfate de magnésie et des traces d'arsenic.

Enfin, la source de Prugnes, faiblement bicarbonatée, 1 gr. 65 de bicarbonate de soude avec quelques principes d'acide chlorhydrique et sulfurique, a donné, en outre, à l'analyse, 0,022 d'oxyde de fer, des traces de lithine et d'arsenic, et 2 gr. 78 d'acide carbonique libre (1).

Cette diversité d'eaux minérales chaudes et froides groupées dans un petit rayon de quelques kilomètres forme, par sa richesse hydrologique, une gamme, dont chaque note rend une tonalité spéciale qu'il faut savoir faire résonner à propos. Cette proximité permet d'associer leur action et de réunir ainsi une double médication, que l'on essaye artificiellement de combiner dans les stations où l'on traite des maladies de même ordre.

Prises sur place, ces eaux ne subissent aucune décomposition et sont de nature à porter tout leur fruit. En général, elles répondent aux résultats hydrothérapeutiques que le praticien leur demande ; mais cet effet dépend toujours de leur mode d'administration, qui fera l'objet du prochain chapitre.

---

(1) Le résultat de ces analyses est pris sur le rapport de Wilm, mars 1897.

CHAPITRE V

DU MODE D'ADMINISTRATION DES EAUX DE SYLVANÈS

La diversité des moyens thérapeutiques exploités à Sylvanès repose sur cette dissemblance des deux groupes hydro-minéraux de la station ; mais elle dépend aussi de la multiplicité des moyens balnéothérapiques dont est elle artificiellement dotée : piscines, baignoires, appareils hydrothérapiques divers, buvettes, etc.

Sans nul doute, c'est la balnéation qui constitue le principal moyen de traitement. Jadis, non du temps de la domination monacale, où l'élément balnéaire affectait une simplicité agreste des plus touchantes (1), mais, il y a un siècle environ, la balnéation s'effectuait en commun dans de vastes piscines à voûtes basses et écrasées. Les médecins d'alors, peu soucieux de la contagion et de la propreté, prônaient cet usage qui permettait aux malades de s'imprégner, en quelque sorte, d'un air chargé de vapeurs d'eau minérale, sorte d'imbibition complète, d'intussusception, auraient dit nos devanciers, dont les résultats se transformaient en succès des plus heureux dans la bronchite

---

(1) A cette époque, des tonneaux successifs étaient figés en terre et l'eau se rendait de l'un à l'autre par une petite rigole. Ces tonneaux servaient de baignoires.

chronique et dans le rhumatisme (1). Autres temps, autres mœurs. Le malade d'aujourd'hui ne veut guère se soumettre à cette coutume répugnante et parfois dangereuse de la promiscuité et délaisse la piscine, qui, cependant, nous paraît le mode de balnéation le plus classique, pour réclamer toujours de vastes cabinets de bains où, seul, il peut accorder tout le temps nécessaire à son traitement.

Le bain de baignoire dure de 20 à 45 minutes et dépend de la maladie, de la tolérance du sujet, du choix de la source et de la température ; car, suivant le cabinet d'élection, cette dernière varie de 1 à 3 degrés : autant de détails auxquels il faut apporter la plus méticuleuse attention.

Le nombre de bains pour effectuer une cure complète varie de 25 à 30. Telle est du moins l'opinion de tous les médecins qui ont pratiqué à Sylvanès.

Dans tous les états pathologiques utérins, une excellente méthode passée en coutume journalière et conseillée sans restriction par tous les hommes de l'art, consiste à agir sur l'utérus par le bain forcé avec le spéculum grillagé ou par la petite douche au moyen d'un hydroclise. A ce sujet, l'on n'emploie guère à Sylvanès que la douche d'Esmarck, dont la pression se gradue à volonté en élevant ou en abaissant l'appareil.

Les malades ont en général la déplorable habitude d'agir avec trop de pression, d'où augmentation de l'état phlegmasique et douloureux de l'organe et parfois contusion du col avec exagération de ces mêmes symptômes.

Nous conseillons très souvent l'emploi du spéculum grillagé entré dans la pratique depuis quelques années et, aujourd'hui, d'usage courant. Il permet à l'eau minérale de porter sur le col,

(1) A ce sujet voir Malrieu : *loc. cit.*; Caucanas. *loc. cit.*; Galtier : Thèse de Montpellier. 1820.

sans action perturbatrice, ses effets cicatrisants, sédatifs et résolutifs. Mais encore, à ce sujet, il faut savoir distinguer et choisir, et nous voyons bien des malades, s'érigeant en mentors d'eux-mêmes, user indistinctement de l'un ou l'autre de ces procédés, quelquefois des deux à la fois, quand l'emploi d'un de ces moyens rend parfois les résultats négatifs, et dans l'autre le traitement irraisonnable par la petite douche surenchérit sur la lésion primitive.

D'une façon générale et sans préciser, nous ordonnons les petites douches avec une certaine pression lorsqu'il faut réveiller l'inertie de l'organe utérin et, par une congestion de l'organe, rappeler les flux supprimés ; mais, quand cet état congestif relève d'une cause pathologique ou physiologique, nous donnons la préférence au spéculum grillagé, ou alors à la douche avec une pression à peu près nulle ; la femme étant dans le décubitus dorsal, le siège relevé.

Une vieille coutume mise encore en pratique consiste à employer l'eau minérale en lavements. Ses effets sur la muqueuse intestinale donnent des résultats très heureux, soit en guérissant la diarrhée si elle existe, soit en combattant la constipation. Dans l'un et l'autre cas, ils régularisent les fonctions de l'intestin.

Au mode de balnéation par la piscine ou la baignoire, s'ajoute celui de l'hydrothérapie, froide ou thermale, appliquée localement ou d'une façon générale, suivant le cas. Localement, selon la température, la pression ou la durée, elle produit soit une suractivité fonctionnelle dont la conséquence amène la tonicité et la résolution de l'organe, soit une modération de l'éréthisme circulatoire sur ces mêmes points, d'où dépend la sédation. Appliquées sur le corps en général, elles agissent selon le mode d'administration, soit en ranimant l'énergie des décompositions qui s'opèrent dans le réseau capillaire et en rendant plus actives et plus faciles les fonctions d'assimilation, soit en produisant un effet calmant et névrosthénique sur tout l'organisme.

Après la douche froide, chaude ou tempérée, nous conseillons, en général, suivant l'affection dont est atteint le malade et le résultat à obtenir, un exercice modéré ou assez vif. Au contraire, en sortant du bain, nous recommandons le repos le plus complet au lit et dans le décubitus dorsal, et un repos de deux à quatre heures, sans préoccupations morales ou affectives. Sous l'influence de la température des eaux minérales, les organes engorgés se ramollissent, les replis des muqueuses se chargent de liquide qu'il est bon de laisser séjourner *loco dolenti*. Il nous paraît encore nécessaire de permettre aux tissus de reprendre leur tonicité. Pour le docteur Bernard-Lavernhe et le docteur Planche (1), il est indispensable de se remettre dans un lit modérément chaud pour ne pas troubler la réaction fébrile. Le docteur Martin (2) dit, à son tour : « Dans les affections utérines telles que engorgements, déviations, prolapsus, etc..., pour l'amélioration desquelles le repos est prescrit et doit être rigoureusement observé, ne convient-il pas d'éviter la marche, ainsi que les trépidations et les cahots résultant d'un voyage accompli en voiture ? »

L'emploi combiné, en tant que boisson, des différentes eaux des sources de la région est un des sérieux adjuvants du traitement balnéaire et hydrothérapique.

En général, les buveurs effectuent leur traitement le matin à jeun. La quantité de liquide conseillé s'élève de deux à douze

---

(1) Bernard-Lavernhe et Planche : *loc. cit.*

(2) Martin : *Etude sur les Eaux de Sylvanès* (Aveyron), Tours, 1897.

verres suivant les sources, la tolérance de l'estomac et le degré d'assimilation du sujet. Dès le début, les prises s'opèrent par quarts de verre ou demi-verres pour atteindre rapidement la dose permise. L'accoutumance s'établit ordinairement au bout de quelques années et nous avons vu un vieux buveur d'Andabre s'administrer chaque matin plusieurs litres de l'eau de cette source qui contient environ 5 grammes de principes fixes. Inutile de dire que des imitateurs peu habitués à ce genre d'exercice paraissaient fort incommodés par une dizaine de verres.

A Sylvanès, la source thermale consacrée à la buvette est celle des Colonnes. Son eau tiède, très oxygénée et peu chargée en principes fixes, est, en général, fort bien supportée par les estomacs, même les plus susceptibles.

Les eaux d'Andabre, dont nous employons souvent les eaux alcalines en injections, donnent aussi d'excellents résultats.

Les eaux ferrugineuses du Cayla sont très très difficiles à supporter dès le début si le malade ne prend la précaution de s'adresser à la source la moins chargée en principes martiaux et d'agir par quarts de verre ou demi-verres ; mais la tolérance s'établit assez vite, grâce surtout à l'abondance très marquée d'acide carbonique qui facilite l'assimilation.

Quant aux eaux de Prugnes, on les administre sans inconvénients, à la dose de 2 litres par jour.

Balnéation, hydrothérapie, boisson, tels sont les trois moyens thérapeutiques en usage dans la station hydrologique de Sylvanès et dans ses dépendances. Ce mode d'administration des eaux, leur composition chimique et leur température, impliquent sur l'organisme pathologique traité une conséquence finale. Une étude de l'action physiologique et thérapeutique hydro-minérale consacrée à ces résultats comblera cette lacune.

CHAPITRE VI

ACTION PHYSIOLOGIQUE DES EAUX MINÉRALES DE SYLVANÈS ET DES AUTRES EAUX DE LA RÉGION

A Sylvanès, quatre sources servent à la balnéation ; mais deux seulement sont surtout utilisées, ce sont : la source des Colonnes, dont la température égale 34°5, et celle des Moines, la plus chaude, dont la thermalité s'élève à 37 degrés. Leur minéralisation, d'après l'analyse de M. Wilm, paraît sensiblement la même, sauf pour celle des Moines, dont la teneur en éléments ferrugineux est bien plus considérable.

L'action physiologique de ces quatre sources est-elle la même ? Assurément, non ; et, comme le dit M. le docteur Bernard-Lavernhe : « voilà tout ce que tout le monde, médecins, » étrangers et baigneurs, ignore également ; d'où des erreurs » de traitement qui peuvent devenir funestes et qui, en tout » cas, rendent compte de nombreux insuccès » (1).

Pour expliquer l'action physiologique des eaux de Sylvanès et afin de donner plus de clarté à cette étude, nous assignerons une place particulière à la source des Moines, la plus chaude et la plus chargée en principes ferrugineux ; quant aux trois sources : Colonnes, Poste, Petites-Baignoires, nous étudierons simultanément leurs effets identiques.

---

(1) Bernard-Lavernhe: *Revue médicale de Castres*, 30 décembre 1869

La source des Moines, la plus anciennement connue, a établi la réputation locale de Sylvanès jusqu'en 1850 environ. Avant les réparations effectuées à cette époque dans son mode de captage, elle jouissait auprès de la Faculté de Montpellier d'une réputation très grande dans le traitement des affections nerveuses en général.

Le mélange d'eau froide abaissant sa température d'environ cinq degrés et diluant de l'autre sa minéralisation, modifiait son activité d'après ce principe hydrologique que des eaux trop excitantes par leur chaleur et leurs éléments minéraux peuvent être rendues moins actives par le refroidissement et l'addition d'eau ordinaire.

Cette action sédative de la source des Moines s'était si bien établie que nous lisons, dans le sixième volume des *Consultations choisies de Montpellier*, en 1734 : que Gauteron, Lazerme et Montagne conseillèrent les bains de Sylvanès à une dame contre les vapeurs, à cause, disent ces messieurs, « de leur » chaleur modérée et de leur onctuosité très propre à humecter » les fibres nerveuses et charnues » (1).

D'autre part, Malrieu, en 1776 (2), constate que cette source affecte agréablement les nerfs, qu'elle relâche et assouplit les téguments, qu'elle dilate les pores et ouvre les couloirs cutanés... et par son usage, dit-il, la circulation devient paisible et facile.

Caucanas à son tour (3) prétend que « la chaleur douce, hu- » mide et modérée de ces eaux affecte agréablement les nerfs, » relâche et assouplit les téguments, dilate les pores et ouvre » les couloirs cutanés, favorise l'intussusception de l'eau, qui

---

(1) Gauteron, Lazerme et Montagne : *Consultations choisies de Montpellier* 1734.

(2) Malrieu : *loc. cit.*

(3) Caucanas : *loc. cit.*

» pénètre de toute part dans le corps, amollit les fibres ner-
» veuses, détend les nerfs, relâche le tissu des vaisseaux et
» augmente leur calibre pendant qu'elle adoucit, délaye, raréfie
» et fond les humeurs et qu'elle augmente leur fluidité ».

Pareilles appréciations affirment sans commentaires l'action calmante et névrosthénique de la source des Moines, la seule employée à cette époque à la balnéation et, sans nul doute, les névroses en général relevaient de son emploi.

Un siècle plus tard, les idées changent dans le monde médical de la station balnéaire. Le premier, le docteur Bernard-Lavernhe, convaincu par les observations du docteur Calvet, médecin-inspecteur, et par ses observations personnelles, signale le danger qui résulte de se baigner indistinctement à l'une ou à l'autre source, sans avis préalable d'un médecin. Il parle de l'action excitante de l'eau des Moines sur les organes de la génération et des pertes abondantes qu'elle provoque (1).

Le docteur Planche le suit dans cette voie et, dans son *Étude sur les eaux de Sylvanès*, il constate l'action excitante de cette source qu'il attribue à sa thermalité et à son manque d'arsenic (2).

Le professeur Courty (3), en 1879, écrit en parlant de Sylvanès : « Ces eaux fréquemment employées avec succès
» dans les maladies utérines répondent à ces indications capi-
» tales : *tout en ayant l'inconvénient d'être parfois un peu*
» *excitantes*, elles jouissent de propriétés très avantageuses
» à l'égard de la chloro-anémie, qu'elles guérissent ; de la
» dyspepsie, dont elles triomphent souvent ; de l'appauvrisse-
» ment du sang, qu'elles enrichissent et de la débilitation de la
» constitution, qu'elles remontent ».

---

(1) Bernard-Lavernhe : *loc. cit.*

(2) Planche : *loc. cit.*

(3) Courty: *Traité pratique des maladies de l'utérus et de ses annexes*, 3e édition, Paris, 1879.

Hâtons-nous de dire que l'appréciation du professeur Courty ne vise que la source des Moines. Il ne connaissait ni la source des Colonnes, ni celle de la Poste, peu employées à cette époque.

Plus tard, le docteur Sicard, dans une petite notice sur Sylvanès, s'exprime ainsi : « Il est très important pour le » malade de ne pas user indistinctement de l'une ou l'autre » source, car elles produisent sur le système nerveux princi- » palement une action absolument opposée et pourraient, » prises mal à propos, amener des accidents graves et com- » promettre la guérison » (1).

Même constatation de la part du docteur Martin, médecin-inspecteur, qui caractérise de cette façon la source des Moines : « Cette source a une action excitante incontestable sur les » organes de la génération ; elle dispose aux pertes de sang » abondantes » (2).

Ces opinions bien différentes et diamétralement opposées sur les effets obtenus par l'usage balnéaire de la source des Moines au commencement de ce siècle et sur son action physiologique appréciée par les médecins de nos jours ont particulièrement attiré notre attention.

Dès le début de la balnéation, chez certains de nos malades, soumis à son traitement avec grande prudence, malades, sans doute affaiblis par de longues maladies, anémiés par d'abondantes hémorragies et doués d'un tempérament paraissant marqué à l'empreinte de l'irritabilité et de l'excitabilité, nous avons remarqué une surexcitation générale paraissant du quatrième au dixième bain, quelquefois plus tôt, rarement plus tard, accompagnée très souvent d'une exaspération véritable

(1) Sicard : *Notice sur Sylvanès*, 1881.

(2) Martin : *loc. cit.*

de tous les symptômes nerveux et douloureux : sentiment de tristesse et abattement, insomnie et inappétence, céphalalgie violente, douleurs erratiques et localisées sur l'organe pathologique. A la sortie du bain, la circulation rendue plus active, s'accompagne de bouffées de chaleur et d'un mouvement fébrile que le repos et la tranquillité seuls répriment au bout de quelques heures.

La peau se recouvre en général d'exanthème prurigineux, qui ajoute à l'état d'irritabilité du malade un nouveau degré d'exaspération. Cette action si vive du traitement balnéaire, en réveillant ainsi tous les phénomènes sensibles et sensoriels, donne parfois naissance à une véritable fébri-phlegmasie thermo-minérale si bien décrite par le savant professeur Pétrequin, de Lyon, mais cédant au bout de quelques jours au repos et à un régime léger.

A cette fébri-phlegmasie générale se joint une action locale intéressant surtout les organes pelviens : la congestion utérine, le réveil ou l'exaspération des douleurs, l'augmentation des pertes blanches, le retour prématuré du flux cataménial devançant souvent de quatre à huit jours son apparition normale et paraissant en plus grande abondance, enfin l'excitation des organes génitaux, qui en est la conséquence naturelle.

Du côté de l'intestin, on constate une constipation plus opiniâtre ou une diarrhée plus abondante, suivant l'affection dont le sujet est atteint, et l'apparition des bourrelets hémorroïdaires « dont la circulation veineuse est parfois si active » qu'elle devient fluente » (1).

Cette action phlegmasique et fluxionnaire, bien que plus marquée du côté des organes du bassin, se manifeste sur toutes les glandes et les muqueuses en général, avec prédominance sur les revêtements muqueux de n'importe quel appareil orga-

---

(1) Docteur Planche : *loc. cit.*

nique malade dont il augmente la circulation, les sécrétions et la douleur.

L'effet excitant et congestionnant de cette source, est-il dû à la combinaison naturelle de tous ses éléments chimiques, ou bien à la plus-value de ses principes ferrugineux et à l'élévation plus considérable de sa température? Assurément, les deux derniers termes de cette proposition entrent en principale ligne, mais nous ne pouvons non plus en éloigner le premier.

Aussi, comme nous l'avons déjà fait remarquer avec nos devanciers, les tempéraments nerveux prédisposés aux congestions, aux abondantes hémorragies et à des phénomènes sensitifs quelconques doivent s'abstenir de cette balnéation.

Toutefois, si le malade, avec un organisme qui n'est pas soumis aux variations bizarres de son tempérament et de sa maladie et chez qui l'élément nerveux, douloureux et congestif joue un rôle effacé ou passif, peut, sous une surveillance prudente et habile, traverser sans encombre la première période excitante et phlegmasique de ces eaux sans faire d'un cas simplement physiologique un cas pathologique, un effet sédatif, décongestionnant et tonique s'opère, si bien que cette fébriphlegmasie fluxionnaire devient curative. Ainsi agissent certains agents thérapeutiques irritants et phlegmasiants de la matière médicale, qui amènent, à la suite de leur application, le rétablissement et la récorporation de la partie.

Cette action sédative, décongestionnante et tonique se manifeste du quinzième au vingtième bain, souvent plus tard, une semaine, un mois ou deux mois après la saison balnéaire.

A la disparition de tous les phénomènes généraux et locaux conséquence des premiers bains : excitation générale de l'organisme, exaspération des symptômes douloureux, congestion des organes adultérés, des organes pelviens surtout, augmentation des écoulements pathologiques, fait suite la diminution ou la cessation de tous les états pathognomoniques avec le retour *ad integrum* de l'organe atteint et la terminaison des symptômes consécutifs.

Les résultats obtenus par l'usage de la source des Moines nous ont toujours paru plus durables et plus complets que ceux dus à la balnéation de la source des Colonnes, de la Poste ou des Petites-Baignoires.

L'action hydro-physiologique de ces sources exerce, dès le début de la cure, sur l'organisme du sujet, un effet sédatif. Moins chargées en principes ferrugineux, moins élevées comme température (1), elles s'adressent aux irritables de toute catégorie, à tous les congestifs, à tous ceux chez qui l'élément douleur joue le principal rôle.

La sédation se produit tout d'abord par une fatigue générale avec propension au sommeil et obnubilation. Quelquefois, nous avons cru remarquer un peu d'exagération du côté des phénomènes sensibles; mais cette exagération disparait assez vite. Les sécrétions pathologiques paraissent augmenter, mais point de congestion du côté de l'organe malade.

A la sortie du bain, nous n'avons pas remarqué d'éréthisme circulatoire : le pouls est très étendu, lent, et le sujet ressent un bien-être particulier, dont il se réjouit du reste, de la tranquillité et une tendance au repos. Rarement il se produit de l'exanthème cutané.

Cette source s'adresse surtout à l'état général en produisant par tout l'organisme une action douce, calmante, névrosthénique ; mais on ne peut nier son action incontestable sur tous les états pathologiques des organes de la génération en se souvenant surtout que la plupart des phlegmasies utéro-ovariennes

---

(1) La température des Colonnes égale 34°5, celle de la Poste 32°5, celle des Petites-Baignoires 30°.

réclament une médication thermo-minérale calmante et sédative : aussi avons-nous vu bien des malades soulagés, sinon guéris, par l'usage de la source des Colonnes, quand l'emploi des eaux des Moines avait produit les plus fâcheux résultats.

Cependant, de la comparaison de l'action physiologique terminale de ces deux sources, il résulte que si l'action des Moines produit, dès le début, de l'excitation sur le système nerveux et de la congestion sur l'organe malade, elle amène plus vite la résolution de l'organe, comme l'avait remarqué le docteur P. Bloc (1), suivie, en même temps, d'une action sédative.

A l'action physiologique particulière et spéciale à chaque source, se joint un effet général commun aux eaux de Sylvanès.

Le traitement hydro-minéral imprime a tout l'organisme une suractivité vitale qui a son retentissement sur toutes les fonctions et sur tous les organes.

L'augmentation de la tension artérielle, conséquence nécessaire de la plus grande ingestion de liquide, est suivie d'un accroissement notable de la richesse globulaire, sorte de crise hématoblastique, avec disparition des souffles inorganiques, s'ils existent, avec la coloration du visage, avec la réapparition du flux cataménial, s'il est supprimé, ou une plus grande abondance, s'il est seulement diminué. C'est la preuve indubitable de l'action reconstituante de ces eaux.

A cette suractivité vitale, s'ajoute une suractivité thermochimique et fonctionnelle. L'appel des oxydations et des échanges organiques se traduit par une augmentation considérable de l'urée, comme nous avons pu nous en rendre compte sur nous-même et sur les personnes qui ont servi à nos observa-

---

(1) Bloc : *Compte rendu officiel sur les principales affections traitées à Andabre et au Cayla.* Montpellier, 1877, obs. I.

tions I, V et VI, où nous donnons des dosages d'urée.

L'influence des eaux *intus et extra* augmente les excrétions des urines du simple au double, tant au point de la qualité que de la quantité.

Les fonctions de la peau ne demeurent pas insensibles à l'action hydro-minérale. Au moindre mouvement, la transpiration se produit très abondante ; mais sans aucune gêne et sans aucune fatigue pour le sujet.

Le tube digestif s'associe à cette sorte de stimulation organique. Les digestions se font mieux et les selles, troublées dès le début par un accroissement de l'état pathologique, *constipation ou diarrhée*, se régularisent, comme nous l'avons souvent remarqué.

Cette suractivité thermo-chimique et fonctionnelle, paraissant surtout se manifester sur l'organe malade, produit la désobstruction des vaisseaux et des glandes, la disparition des déchets organiques et la résolution des divers engorgements, preuve indubitable de l'effet résolutif des eaux de Sylvanès.

A cette action tonique et résolutive s'ajoute une action régulatrice du système nerveux, soit en faisant recouvrer au sang ses qualités plastiques normales : *sanguis moderator nervorum*, soit en supprimant le manque de coordination dans les actes du système nerveux, soit enfin en supprimant la cause, lésion ou engorgement de l'organe, qui donne naissance par action réflexe à des névroses de même nature : *sublata causa, tollitur effectus*. Ces eaux sont dans ce cas, sédatives.

Toniques et reconstituantes, résolutives et sédatives, telle est la caractéristique des eaux de Sylvanès et, comme nous le faisions remarquer, ces effets physiologiques sont puissamment secondés par l'usage des eaux d'Andabre, de Prugnes et du Cayla.

Les eaux d'Andabre et de Prugnes ont à peu près la même composition chimique; seule, la dose des éléments minéraux varie. La buvette d'Andabre est plus chargée en principes minéralisateurs et il n'est guère étonnant que ses effets physiologiques se produisent d'une façon plus prononcée. Comme appréciation physiologique, nous laissons la parole au docteur Girbal (1): « L eau de la fontaine d'Andabre, administrée en boisson exerce » sur l'économie une action qui varie depuis la tonicité jus» qu'à la stimulation la plus marquée. Cette action se mani» feste non seulement sur le système digestif, mais encore sur » tout l'organisme. On dirait que la vitalité des tissus est » réveillée et que la plupart des fonctions, surtout celles des » organes abdominaux, s'exercent avec surcroît d'énergie. L'ap» pétit est accru, les digestions sont plus faciles, les sécrétions » des follicules muqueux du tube intestinal ainsi que celle des » reins et du foie sont sensiblement augmentées, l'émission des » urines est surtout abondante. Nous avons constaté qu'elles » deviennent alcalines. On observe enfin, quoique plus rare» ment, une action laxative et diaphorétique. » L'effet des eaux de Prugnes se révèle à peu près identique; mais légèrement purgatives, elles paraissent influencer beaucoup mieux le tube digestif et agir davantage sur le rein en produisant une diurèse plus abondante.

Quant à l'appréciation physiologique sur les eaux minérales du Cayla, le docteur Mestre la formule ainsi : « Ces eaux » ont pour premier effet d'agir sur les organes abdominaux et » d'exciter les fonctions assimilatrices. Dès les premiers » jours de leur usage, on remarque l'augmentation de l'appé» tit ; en même temps, les digestions sont plus faciles et se » font avec plus de rapidité, les fonctions intestinales se régu» larisent. Ces changements sont surtout très remarquables

---

Girbal : *Etude thérapeutique sur les eaux minérales d'Andabre*, Montpellier, 1853.

» chez les individus qui, au moment de leur arrivée, se plai-
» gnent d'anorexie et ne digèrent qu'avec peine le peu de nour-
» riture qu'ils prennent (1).

» Bientôt toutes les fonctions participent à ce surcroît
» d'activité et de nutrition : l'hématose devient plus parfaite,
» le sang acquiert plus de couleur et de plasticité, le pouls,
» plus de force et de plénitude ; la menstruation est provoquée
» ou augmentée ; il en est de même des flux sanguins habi-
» tuels, hémorroïdes, épistaxis. La circulation des capillaires
» se fait avec plus d'activité, la peau et les muqueuses pré-
» sentent une coloration plus vive. La chaleur générale aug-
» mente, l'énergie musculaire s'accroît ; en un mot, le ton, la
» vitalité de toute l'économie s'exagèrent » (2).

De ces effets physiologiques hydro-minéraux, résultat de la climathérapie, de la balnéation et de la boisson, découle une conséquence terminale résumée par nous en trois propositions : 1° reconstitution de l'individu pathologiquement affecté; 2° résolution de la phlegmasie fluxionnaire locale ; 3° sédation. Comment et dans quels cas particuliers, cette action se produit-elle? Quelle est, en somme, la conclusion thérapeutique de ce traitement hydro-minéral ?

---

(1) Mestre : *Etude sur les Eaux minérales du Cayla*. Montpellier, 1866.

(2) Id. : *Ibid.*

CHAPITRE VII

DES MALADIES AUXQUELLES LES EAUX DE SYLVANÈS PEUVENT CONVENIR

A quelles maladies peut-on appliquer l'usage des eaux de Sylvanès ?

Notre propre expérience au point de vue hydrologique et le petit nombre de nos observations relatées dans ce modeste travail ne nous permettent guère de formuler une appréciation personnelle. C'est donc en faisant appel aux principes hydrominéraux établis par nos maîtres et en nous appuyant sur les écrits et observations qui ont déjà paru sur la station thermale de Sylvanès que nous essayerons de retirer de cette étude une instruction thérapeutique.

Patissier, dans son ouvrage des *Eaux minérales* dit : « Tous les éloges qu'on prodigue aux eaux sont vains et dangereux. tant qu'on ne spécifie pas bien le cas de leur application ».

Si nous consultons Malrieu (1) sur ce point, tout d'abord, une chose nous étonne c'est l'application qu'il fait des eaux de Sylvanès à une foule d'affections. Dans son chapitre premier de sa Lettre à Vicq-d'Azyr, il affirme très catégoriquement l'efficacité des sources thermales de Sylvanès dans le rhumatisme,

(1) Malrieu : Lettre à M. Vicq-d'Azyr, secrétaire perpétuel de l'Académie royale de Médecine.

en général. Aujourd'hui, on n'envoie pas de rhumatisants à Sylvanès. On les dirige plutôt vers les eaux sulfureuses des Pyrénées ou vers les eaux similaires plus chaudes.

Nous pouvons faire la même observation sur ce qu'il appelle, dans son chapitre deuxième, tumeurs et roideurs des articulations et ankyloses commençantes.

Le troisième chapitre traite des ulcères, plaies anciennes, boutons, pustules, en un mot, des maladies de la peau. De même que pour le rhumatisme, on donne la préférence aux eaux plus chaudes ; de même dans les dermatoses, nous comprenons qu'on choisisse de préférence les sources sulfureuses et les sources plus chargées en principes arsenicaux.

Malrieu cite encore les fluxions et les écrouelles, et il nomme la phtisie pulmonaire, qu'il accouple avec les ulcérations internes. Ici, nous faisons plus que des réserves, nous protestons formellement. Nous avons vu un tuberculeux qui, après quelques bains des Moines, fut pris d'hémoptysies si abondantes que nous eûmes toutes les peines du monde à les arrêter. Le docteur Bernard-Lavernhe, à son tour, cite le cas d'une tuberculeuse « jetée dans un état de fièvre et de surexcitation telle, » par un ou deux bains, que l'hémoptysie était imminente, » quand le médecin inspecteur se hâta de la renvoyer chez » elle » (1).

En résumé, les maladies que nous venons d'énumérer, quoi qu'on veuille arguer de l'opinion de Malrieu et de Caucanas, qui le copie, ne rentrent plus aujourd'hui dans le cadre de celles que Sylvanès soulage ou guérit.

Nous ne contesterons pas davantage ces opinions, et nous le voulons d'autant moins que ces eaux, à cette époque, étaient accidentellement sulfureuses et pouvaient donner des résultats qu'elles ne fournissent plus aujourd'hui.

(1) Bernard-Lavernhe : *loc. cit.*

Les chapitres VII, VIII et IX de Malrieu traitent des vapeurs et maladies nerveuses ; des maladies de la matrice, de la stérilité et des flueurs blanches ; des coliques rebelles et sujettes à des retours.

Les observations des chapitres VII et IX (maladies nerveuses et coliques rebelles) paraissent se rapporter à des affections la plupart symptomatiques de lésions utérines.

Quant au chapitre VIII, il contient sept observations.

Nous retenons la première, où nous voyons une femme guérie de dysménorrhée et d'hystérie.

La deuxième, nous parle d'une femme « ayant des obstruc-
» tions fort apparentes dans la région des ovaires et de la
» matrice qui obtint, par l'usage des eaux de Sylvanès et des
» eaux de Camarès (Andabre), la guérison suivie de gros-
» sesse ».

« Une femme stérile, ayant des obstructions fort apparentes
» et des douleurs à la matrice compliquées de flueurs blanches,
» est devenue mère après un long usage, tant intérieur qu'ex-
» térieur des eaux de Sylvanès » fait l'objet de la troisième observation.

Dans la quatrième enfin, « une dame qui avait la matrice
» douloureuse et tuméfiée en quelques lieux et des pertes
» blanches fort abondantes, fut envoyée à Sylvanès par les
» célèbres médecins de Montpellier. Les heureux effets des
» bains continués pendant longtemps justifièrent de la sagesse
» de ce conseil ».

Ces observations, pour si incomplètes qu'elles soient, ont une valeur pour le médecin qui a suivi pendant quelques années l'action des bains de Sylvanès et des eaux froides d'Andabre, du Cayla et de Prugnes.

Leur action sur les maladies de l'utérus et de leurs annexes est une des mieux étudiées et des mieux établies par nos prédécesseurs.

Il nous suffit, à cet effet, de puiser *larga manu* dans les observations relatées par les docteurs Planche et Bloc, qui, pendant plusieurs années successives, ont pratiqué à Sylvanès.

Observations du Dr Planche

Extraites de son « Etude sur les eaux minérales de Sylvanès »
Delahaye, Paris. — Coulet, Montpellier, 1875

Observation Première

Chlorose et leucorrhée

Mme Alexandrine G..., âgée de 32 ans, vint à Sylvanès dans l'été de 1873. Cette dame a été réglée à 16 ans seulement, et jusqu'à son mariage, contracté à l'âge de 25 ans, les règles apparaissaient tous les 15 jours, le sang était très abondant, rouge, et l'écoulement durait de 4 à 5 jours ; ces écoulements exagérés affaiblirent considérablement la malade. A partir de son mariage, les règles ne vinrent qu'une fois par mois ; Mme G... eut un enfant peu de temps après. — Mais depuis, le sang est moins rouge et moins abondant. Des pertes blanches sont survenues tellement abondantes qu'elles augmentent la faiblesse. L'appétit est passable, la langue est blanche, le goût est bizarre, les digestions assez faciles, constipation. — Toux sèche, rien d'anormal dans la poitrine, point d'expectoration, aucun symptôme de lésion organique. C'est la toux hystérique. — Hoquet très violent à la moindre fatigue, et répété plusieurs fois par jour. — Ces contractions spasmodiques entraînent quelquefois le vomissement des matières alimentaires, nouvelle cause d'affaiblissement qui est général. — Vertiges, essoufflement à la moindre marche. Je prescris : un bain de Sylvanès (Petites-Eaux) avec injection vaginale pendant le bain. Boire, tous les matins, par fraction de verre, depuis un jusqu'à 3 verres de l'eau du Cayla (source de la Madeleine). — Eau de la source de la Princesse aux repas.

Après dix jours de traitement, je constate une amélioration sensible; les digestions se font bien, la constipation est combattue avec succès par des lavements avec l'eau de la source des Petites-Eaux. — Les envies de vomir ont cessé, ainsi que le hoquet. — Les pertes blanches, qui, par leur plus grande abondance, avaient effrayé la malade, ont diminué ; il reste très peu de vertiges et de faiblesse. — Le traitement est continué pendant quelques jours de plus, et lorsque la malade part de Sylvanès, les fonctions digestives se font bien, les pertes ont bien diminué, et les forces paraissent revenir avec la gaieté. Je l'engage à emporter une caisse de l'eau du Cayla (source de la Princesse) et à continuer chez elle le traitement tonique et analeptique ; je lui conseille l'hydrothérapie. Cette malade est revenue cet été (1874) ; l'amélioration avait persisté ; je lui prescris le même traitement, et elle est partie après 20 jours de séjour, dans un état très satisfaisant.

Observation II

Chlorose. — Hystérie. — Irrégularité dans la menstruation

Mlle Marie G..., âgée de 24 ans, paraît être d'une complexion frêle et délicate, a été réglée à 15 ans. Le sang était abondant et rouge. La menstruation fut irrégulière dès le début pendant 3 ans environ, finit par se régulariser vers l'âge de 18 ans. — A cette époque, à la suite de violentes contrariétés, la santé, qui paraissait bonne, s'altéra. L'appétit diminua et devint capricieux, bizarre. De temps en temps, à l'approche des périodes menstruelles, sensation d'une boule chaude qui, partant de la région ombilicale, montait jusqu'au cou et menaçait la malade de l'étouffer. — A l'apparition des règles, crises hystériques qui devinrent de plus en plus fréquentes. A la suite de ces crises, douleurs névralgiques erratiques. — Faiblesse générale. — Essoufflement. — Palpitations de cœur. — Bruit de souffle doux dans les vaisseaux du cou. — Douleur entre les épaules. — Digestions lentes, pénibles, coliques et constipation. — *Menstruation irrégulière, sang moins rouge et moins abondant. — Pertes blanches.*

Je lui prescris : à boire, tous les matins, eau du Cayla (source de la Madeleine) par demi-verre, depuis 1 jusqu'à 4 en allant en progressant ; aux repas, eau du Cayla (source de la Princesse) ; 1 bain de Sylvanès (source Petites-Eaux), de 20 minutes au plus, et promenade après le bain. — Sous l'influence de ce traitement martial, la constipation devient plus grande et les coliques augmentent ; je prescris à boire dans la journée quelques verres de la source des Petites-Eaux, et de diminuer un peu la dose de l'eau du Cayla ; je prescris en même temps, tous les jours, un lavement des Petites-Eaux.

Au bout de 10 jours, l'amélioration est notable. Les règles ont paru, le sang est abondant, mais décoloré. — Point de crise hystérique à son apparition, au grand contentement de la jeune fille et de sa mère. — J'engage la malade à suspendre l'usage du bain, craignant que celui-ci, en augmentant l'écoulement, n'accroisse ainsi la faiblesse générale. Le bruit de souffle perçu avant le traitement persiste, mais a bien diminué d'intensité. Après la cessation des règles, reprise du traitement, qui consiste en : 4 verres à boire dans la matinée, par fraction de verre, de l'eau du Cayla (source de la Madeleine), eau de la Princesse aux repas, 2 verres d'eau des Petites-Eaux de Sylvanès dans l'après-midi et la soirée. — 1 bain des Petites-Eaux, de 15 minutes de durée. — Quinze jours après la reprise du traitement, l'amélioration est très considérable, il ne reste qu'un peu de pertes blanches et quelques douleurs erratiques entre les épaules. — Les autres symptômes sont considérablement amendés ; plus de bruit de souffle, plus de boule hystérique annonçant les crises. — La malade part en très bon état. — L'état général est satisfaisant.

Observation III

Dysménorrhée

Mme C..., âgée de 33 ans, a été péniblement réglée à l'âge de 12 ans ; dès l'apparition du flux cataménial, il y eut des troubles dans les époques et dans la quantité du sang perdu. — Quelquefois les règles duraient 8 à 10 jours, l'écoulement était alors très peu abondant, le sang était rouge, dans les intervalles, pertes blanches ; s'est mariée à 18 ans et a eu deux enfants. — Après la seconde couche, arrêt subit des lochies et de la sécrétion lactée, qu'on a eu toutes les peines à rappeler, éruption alors de papules aux diverses parties du corps, pour laquelle Mme C... a été envoyée à Luchon pendant plusieurs années. Actuellement je constate : faiblesse générale, sensibilité exagérée, mobilité dans les idées et dans l'humeur, irritabilité, éréthisme nerveux évident, insomnie, cauchemars ; fonctions digestives normales, constipation ; troubles dans les époques menstruelles, leur durée et la coloration du sang ; aggravation de tous ces symptômes à ces moments, caractérisée par des phénomènes dyspeptiques, gastralgiques, par des spasmes et des névralgies de la tête. — Ces phénomènes durent trois ou quatre jours et sont suivis d'un léger écoulement sanguin plus ou moins coloré. — Pertes blanches après.

Je prescris : eau du Cayla aux repas (source de la Princesse) ; eau de Sylvanès pendant la journée ; en même temps un bain à Sylvanès (source des Moines), alterner avec une douche. Au bout de dix-sept jours de ce traitement, les phénomènes nerveux se calment, l'appétit se réveille, les fonctions digestives se régularisent. On continue le traitement. — Quelques jours après, apparaissent les symptômes douloureux du côté des reins qui annoncent la période menstruelle, je fais continuer les bains et les douches, et je conseille à Mme C... de faire usage de l'eau du bain pour prendre des injections vaginales. — Au vingt-deuxième jour du traitement, les règles apparaissent, abondantes, le sang est rouge, et la perte dure trois jours environ ; l'état général paraît être plus satisfaisant après, les phénomènes nerveux se calment, et tout annonce une grande amélioration. — Je regrette que Mme C... ne puisse pas continuer le traitement jusqu'à la période suivante pour en constater les bons effets.

Observation IV

Engorgement de l'utérus. — Chloro-anémie

Mme M..., âgée de 24 ans, s'est mariée il y a 3 ans ; a eu une fausse couche quelques mois après son mariage. Réglée à 15 ans sans aucun accident, la menstruation a été régulière jusqu'au moment de son mariage, le sang était rouge et abondant, persistance des règles pendant les deux premiers mois de sa grossesse. A la suite de la fausse couche, pertes de sang très-considérables. Depuis lors ont apparu tous les phénomènes de la chloro-anémie : amaigrissement, teint pâle, bizarrerie dans le goût, difficulté des digestions, constipation ; sensibilité exaltée, pleure facilement ; fatigue, essoufflement et palpitations cardiaques à la moindre marche Les règles sont moins abondantes, le sang est plus pâle, pertes blanches dans les intervalles. — Douleurs dans les deux flancs, s'irradiant jusque dans les membres inférieurs ; la marche est pénible, la malade reste également difficilement assise, elle est obligée de se coucher pour modérer ces douleurs ; constipation, envies fréquentes d'uriner ; la miction est douloureuse. Tous ces symptômes sont aggravés au moment des règles. — Je pratique l'examen au spéculum, et je constate que le col de l'utérus paraît tuméfié, rouge, surtout sur la lèvre postérieure, il paraît légèrement allongé. — Par le toucher, je constate que le corps de l'utérus est dur, augmenté de volume, le toucher n'est point douloureux, il y a un peu d'antéversion. Je constate donc un engorgement chronique de l'utérus sur un sujet chloro-anémique.

Je prescris donc : eau de Prugnes le matin à jeun, de deux à quatre verres. J'engage la malade à se la faire porter à Sylvanès, pour éviter la course en voiture qu'elle serait obligée de faire pour aller à cet établissement ; j'engage aussi à faire usage de cette eau pendant les repas. Un bain de Sylvanès tous les jours avec injection vaginale pendant la moitié de la durée du bain. Au bout de huit jours de traitement, je constate une amélioration sensible dans l'état général. Du côté de l'utérus, l'engorgement n'a pas encore diminué, mais cependant la malade ne souffre pas autant lorsqu'elle est assise ou allongée. Je continue le traitement : bain de Sylvanès, alterner avec une douche générale, injection vaginale ; eau du Cayla dans la matinée et aux repas, eaux de Sylvanès (source des Petites-Eaux) dans l'après-midi. Après 20 jours de ce traitement, je pratique un nouvel examen et je constate que la coloration rouge est moins intense, l'hypertrophie du col a sensiblement diminué ; l'utérus est moins dur, on peut le faire balloter plus facilement avec le doigt. Les règles se font jour quelques heures après mon examen, ce qui engage la malade à faire ses préparatifs de départ, malgré mes instances pour la faire rester encore quelque temps. Les fonctions générales se font mieux, les phénomènes nerveux ne se manifestent plus, les douleurs dans les flancs sont tellement faibles que, malgré mes recommandations, la malade fait quelques courtes promenades.

En un mot, la malade est loin d'être encore guérie, mais il y a une si grande amélioration dans l'état général et dans l'état local que j'ose espérer que la guérison se complétera par une ou deux saisons de plus passées à Sylvanès.

Observation V

Engorgement du ligament large du côté gauche. — Ulcérations du col de l'utérus — Leucorrhée

Mme V..., âgée de 28 ans, d'un tempérament nerveux, a été réglée sans trop de difficultés à l'âge de 13 ans. Manifestations diathésiques au cou, glandes engorgées, s'enrhume facilement ; s'est mariée à 21 ans, et a eu 4 enfants, dont deux sont morts. La dernière couche a été trés laborieuse, pertes considérables de sang, phénomènes alors de métropéritonite, caractérisée par de violentes douleurs dans le ventre, vomissements ; a été traitée alors par des sangsues, des frictions avec de l'onguent napolitain belladoné. L'acuité du mal a diminué sous l'influence de ce traitement énergique, mais la malade ressent toujours des douleurs dans le côté gauche du ventre.

Actuellement, je constate une faiblesse, une lassitude générale qui force la malade à rester le plus souvent allongée, la marche augmente la douleur du ventre, le moindre mouvement mal cadencé force la malade à s'arrêter. La face est pâle, les digestions sont quelquefois pénibles. Les règles sont douloureuses, peu abondantes, pertes blanches dans les intervalles ; constipation, les urines chaudes, sensation de brûlure dans la miction. Je pratique le toucher, et je constate l'immobilité de l'utérus, qui paraît douloureux du côté gauche, et lorsque je cherche, en faisant le tour du col avec le doigt, à le faire balloter légérement, Mme V.... ressent une vive douleur de ce côté. Je pratique l'examen avec le spéculum, et je constate que le col de l'utérus est tuméfié, rouge légèrement jaunâtre ; en même temps, je constate la présence de légères ulcérations, qui donnent issue à un liquide jaunâtre purulent.

Je prescris l'eau d'Andabre à boire dans la matinée, en ayant le soin de se la faire porter à Sylvanès, pour éviter de faire en voiture le trajet qui sépare ces deux établissements ; en même temps je conseille de prendre de l'eau du Cayla aux repas ; bains de Sylvanès tous les jours avec injection vaginale. Au bout de dix jours de traitement, les fonctions digestives se font mieux ; il y a cependant de la constipation ; la miction n'est plus douloureuse. En palpant la région abdominale, Mme V. .. ne ressent pas autant de douleur ; aussi fait-elle quelques courtes promenades sous les arbres, sans trop de fatigue. A l'examen par le spéculum, l'utérus est moins rouge, les ulcérations paraissent se cicatriser; au toucher je constate une légère diminution dans la dureté du col. Je conseille de continuer le traitement; il est suivi pendant une quinzaine de jours encore. L'amélioration générale persiste; au toucher je sens que le col est bien moins dur; l'utérus se laisse plus facilement déplacer; il est incontestable que la maladie n'est point guérie, il y a une grande amélioration. Mme V.... peut marcher sans trop de fatigue, et les fonctions digestives sont bien meilleures; la constipation a été combattue avec quelque succès par des lavements avec l'eau de Sylvanès, et j'ai eu le soin également de faire boire de l'eau de la même source, deux verres dans l'après-midi.

Observation VI

Engorgement du col utérin. — Granulations. — Hystérie. — Névropathie

Mme R..., âgée de 40 ans, réglée à 14 ans, menstruation régulière, sang abondant, rouge; quelques caillots; la durée de l'écoulement est de trois jours en général. S'est mariée à l'âge de 27 ans, a eu trois enfants; les couches n'ont présenté rien d'anormal, si ce n'est de très grandes pertes de sang.

Lors du troisième accouchement, Mme R... eut une attaque d'hystérie très forte, suivie d'une paralysie des membres inférieurs. Actuellement, je constate une faiblesse générale qui rend la marche très difficile; le teint est pâle, décoloré; douleurs entre les épaules; les fonctions digestives sont languissantes, douloureuses; sensation de gonflement et de pesanteur au creux épigastrique; menstruation abondante, sang rouge; quelques caillots; envies fréquentes d'uriner; la miction est douloureuse, sensation de brûlure; les urines sont troubles et laissent déposer au fond du vase. En même temps, il y a de la constipation et des pertes blanches.

Mme R.... me dit qu'elle a subi de nombreuses cautérisations. Je pratique le toucher, et je constate une hyperthrophie du col de l'utérus avec induration ; le museau de tanche est largement ouvert. Au spéculum, je constate sur toute la muqueuse du col de nombreuses granulations et des cicatrices nombreuses. En même temps, le museau de tanche, largement ouvert, donne issue à des mucosités jaunâtres, épaisses, filantes. Je constate donc un catarrhe de l'utérus avec engorgement du col et granulations sur une personne anémique et hystérique. Je prescris donc : eau ferrugineuse du Cayla (source de la Madeleine), depuis 2 verres jusqu'à 4, et par fraction de verre ; aux repas, eau de la Princesse ; tous les jours, un bain de Sylvanès, depuis 20 minutes jusqu'à 45 minutes, en ayant le soin de prendre des injections vaginales. Ce traitement est suivi pendant 12 jours ; l'état général est meilleur, et les pertes blanches ont diminué ; j'engage la malade à continuer.

Après vingt-deux jours de traitement, je constate que les granulations sont bien moins nombreuses, la muqueuse est moins rouge et moins tendue, l'écoulement muqueux qui se faisait par le museau de tanche est bien moins abondant, moins épais. Il y a donc amélioration, et je conseille à la malade de ne point négliger chez elle les injections vaginales astringentes et de se faire pratiquer de temps en temps quelques cautérisations. Quant à l'état général, il est satisfaisant : l'appétit est bon, les fonctions digestives régulières, les forces paraissent revenir. Mme R... peut facilement marcher sans être trop vite fatiguée. Je l'engage à prendre quelques bouteilles d'eau du Cayla pour compléter le traitement chez elle.

Observation VII

Engorgement de l'utérus, de l'ovaire gauche

Mme L..., 27 ans, d'un tempérament scrofuleux, a eu, pendant ses premières années, des ganglions engorgés autour du cou et des éruptions d'eczéma aux oreilles. Réglée à l'âge de 15 ans, ce ne fut point sans douleur et sans être obligée de continuer le traitement tonique reconstituant qu'on lui avait fait prendre dans son jeune âge, tel que : huile de foie de morue, feuilles de noyer, etc., etc. Les époques cataméniales furent irrégulières ; le sang était peu abondant, peu coloré ; pertes blanches. S'est mariée à 22 ans, a eu un enfant et a fait une fausse couche de 2 mois environ. L'enfant qui lui reste est chétif et a tous les caractères du tempérament scrofuleux. A la suite de la fausse couche, douleur vive dans le ventre et surtout à gauche : il se manifeste de ce côté, un peu plus haut que le pli de l'aine, une tumeur, pour laquelle on lui fit faire sur le ventre des frictions avec l'onguent napolitain, et qui plus tard nécessita l'application de vésicatoires. La marche était impossible ; elle exaspérait les douleurs ; en même temps, il y avait des envies fréquentes d'uriner et de la constipation ; en un mot, il y eut à cette époque une ovarite.

Actuellement, la santé est meilleure, cependant les fonctions digestives sont languissantes : il y a de la constipation ; les fonctions cataméniales sont accompagnées de violentes douleurs : l'écoulement est peu abondant, et il y a des pertes blanches dans les intervalles ; la malade est vite fatiguée, marche lentement et est obligée de bien choisir ses pas, sans cela la moindre pierre sur laquelle elle met les pieds, lui procure un douloureux retentissement dans le ventre et surtout du côté gauche.

En palpant la région abdominale, on sent de l'empâtement dans la fosse iliaque gauche et, en même temps, on a la sensation d'une tumeur dure profondément située, dont la pression est encore un peu douloureuse. En pratiquant le toucher, je constate que l'utérus est presque immobile : si j'essaye de lui imprimer de légers mouvements, ces tentatives font renaître les douleurs, le corps de l'organe est dur, le col est également dur, allongé. J'ai donc à traiter ici un engorgement de l'utérus, qui date de deux ans environ, compliqué de l'engorgement de l'ovaire gauche. Je prescris donc : un bain de Sylvanès (source des Petites-Eaux) avec injection vaginale. Je prescris cette source comme étant moins excitante que la source des Moines, craignant, en voyant les douleurs qu'éprouve la malade lorsqu'on pratique le toucher, que sous son influence la maladie ne passe à l'état aigu. Je recommande aussi de ne pas abuser des injections vaginales ; je prescris à boire dans la journée 4 ou 5 verres de l'eau de la même source et, aux repas, de l'eau de Prugnes. Ce traitement est suivi pendant une quinzaine de jours sans interruption, et, sous son influence, je constate une amélioration considérable dans l'état général : l'appétit est bon, les digestions faciles ; la malade fait quelques promenades sans être fatiguée. En palpant la région abdominale, on sent encore de l'empâtement ; cependant, on dirait que la tumeur ovarienne est moins douloureuse, on la dirait même diminuée de volume.

Mme L.... continue encore pendant 7 à 8 jours, et je constate au spéculum que le col paraît moins long et plus mou ; le corps de l'utérus est plus mobile, il est moins dur ; je puis imprimer quelques légers mouvements sans faire naître des douleurs vives. Il est incontestable que l'état général et l'état local vont mieux ; la malade veut partir, mais promet de revenir l'année prochaine.

Observation VIII

Métrite chronique

Mme B..., âgée de 28 ans, d'un tempérament lymphatique, a été bien réglée dès l'âge de 14 ans, s'est mariée à 21 ans et a eu deux enfants. Il y a 15 mois environ, pendant la période menstruelle, s'exposa à un froid intense et fut mouillée par la pluie. A la suite de cet accident, les régles s'arrêtèrent subitement, et Mme B.... contracta ainsi une métrite aiguë. Cette affection dura bien longtemps, et ce n'est que depuis 4 mois que la malade peut marcher. Actuellement, douleur sourde dans le ventre, exaspérée par la marche ; les mouvements brusques lui arrachent encore des plaintes ; le cahot de la voiture lui a rendu le voyage très pénible. L'état général est peu satisfaisant ; la face est pâle, légèrement jaunâtre ; l'appétit est peu développé, il est capricieux, bizarre ; les digestions sont lentes, pénibles ; quelques coliques accompagnent la digestion intestinale, constipation ; envies fréquentes d'uriner, sensation de brûlure. En palpant la région abdominale, on ressent une tumeur globuleuse, douloureuse à la pression, que l'on reconnaît pour être l'utérus augmenté de volume. En pratiquant le toucher, on sent au-dessus du col le corps de l'utérus tuméfié, arrondi, lisse, d'une consistance assez ferme, et qui devient douloureux, lorsqu'on cherche à lui imprimer de légers mouvements ; l'utérus paraît être abaissé dans l'antéversion, ce qui explique les envies fréquentes d'uriner. Les douleurs abdominales paraissent s'irradier dans les membres inférieurs et jusque dans l'hypogastre, qui est douloureux à la pression. Les règles augmentent considérablement, toutes ces douleurs se font également sentir dans le bas des reins et forcent la malade à rester allongée dans ces moments ; l'écoulement de sang est peu abondant et paraît mélangé à des mucosités épaisses, filantes.

Je pratique l'examen au spéculum, et je constate que le museau de tanche est largement ouvert et qu'il donne issue à ces mucosités. En même temps, je constate que la muqueuse est rouge, tendue, présente quelques granulations disséminées et quelques ulcérations qui sont en voie de cicatrisation par suite des nombreuses cautérisations qu'a subies la malade. J'ai donc à traiter ici une métrite parenchymateuse sur une personne de nature scrofuleuse. L'état général est loin d'être satisfaisant : les forces ont bien diminué, le découragement est survenu, qui vient encore affaiblir la malade.

Je prescris donc à boire dans la matinée deux ou trois verres de l'eau du Cayla (source de la Princesse), que j'ai le soin de lui faire apporter tous les matins, pour éviter les soubresauts de la voiture. Aux repas, Mme B.... prendra de cette eau coupée avec du vin. Dans l'après-midi, on prendra deux ou trois verres de l'eau de Sylvanès (source des Petites-Eaux), pour combattre la constipation occasionnée et par la maladie et par le traitement ferrugineux. Je suis même obligé, de temps en temps, de prescrire à cet effet quelques grammes de manne à prendre dans un verre d'eau de Sylvanès. En même temps, tous les jours, Mme B.... prendra un bain de Sylvanès avec injection vaginale. Au bout d'une dizaine de jours environ, l'état général est meilleur, l'appétit se réveille, les digestions sont plus faciles, les douleurs sont moins vives et l'on peut se promener lentement sous les arbres.

Voyant l'amélioration, je continue le même traitement ; seulement j'engage la malade à alterner les bains avec les douches ; celles-ci doivent être générales et de courte durée. Les premières fatiguent la malade, qui est disposée à les interrompre ; je persiste néanmoins et je n'ai pas lieu de m'en repentir. L'amélioration persiste, et au bout de 12 jours de plus, ce qui fait 22 jours de traitement, je pratique le toucher ; l'engorgement du col paraît être moins considérable ; je puis facilement faire le tour avec le doigt, et imprimer de légers mouvements au corps de l'utérus, sans exciter de violentes douleurs.

Par le spéculum, je constate que les ulcérations sont en bonne voie de cicatrisation ; le museau de tanche paraît être moins ouvert, ce qui indique la diminution de l'engorgement du col. Le traitement est continué pendant trois jours de plus, et nous sommes obligé de l'interrompre par l'apparition du flux menstruel, qui, cette fois, se fait jour sans être accompagné de violentes douleurs ; il y a de la lassitude. J'engage Mme B... à continuer le traitement interne, à rester allongée autant que possible, pour éviter toute espèce de fatigue. L'écoulement dure 4 jours, il est peu abondant, le sang est assez rouge et il y a beaucoup moins de mucosités qu'ordinairement ; une fois les règles arrêtées, Mme B.... veut immédiatement partir ; je la retiens encore quelques jours, craignant que la fatigue du voyage survenant n'augmentât le mouvement fluxionnaire sur l'utérus. Il est incontestable que la guérison n'est pas complète, cela va sans dire ; cependant l'on constate une grande amélioration dans l'état général et dans l'état local. Je recommande à Mme B.... de revenir l'année suivante au commencement de la saison, pour en faire deux, si cela est possible, séparées l'une de l'autre par 20 jours de repos.

Observation IX

Engorgement de l'ovaire et du ligament large du côté gauche. — Eczéma et ulcérations du col de l'utérus et du vagin.

Mme G..., âgée de 34 ans, a été souffrante pendant sa première enfance ; engorgements de ganglions au cou, ophtalmies, éruption eczémateuse à la face. A été très difficilement réglée, à l'âge de 16 ans seulement. S'est mariée à 22 ans. La menstruation était assez régulière, mais peu abondante. De temps en temps éruption d'eczéma derrière les oreilles, et quelques plaques se font voir de temps en temps sur le mamelon gauche ; a eu deux enfants, qui présentent tous les deux les symptômes de la diathèse scrofuleuse. La seconde couche fut suivie d'une inflammation de l'utérus et de l'ovaire gauche ; le début de la maladie remonte à 15 mois. Actuellement, je constate tous les attributs du tempérament scrofuleux, la malade est pâle, maigre, le teint est jaunâtre ; je constate la présence de deux plaques eczémateuses. La malade marche difficilement, les douleurs lancinantes qu'elle ressentait jadis dans le pli de l'aine, du côté gauche, ont fait place à des douleurs sourdes, qui s'irradient jusqu'au creux épigastrique. Les fonctions digestives sont languissantes, pénibles, accompagnées de coliques. Il y a de la constipation. Les règles ont reparu 4 mois après les couches, et s'accompagnent de douleurs qui forcent la malade à rester allongée. Pertes blanches très abondantes; le découragement est complet.

En palpant la région abdominale, du côté gauche, on sent une tumeur oblongue, de la grosseur d'une grosse noix, douloureuse à la pression; en pratiquant le toucher, on sent que le corps de l'utérus est comme immobile; si on essaie de le faire ballotter, on fait naître de vives douleurs, qui vont au cœur, me dit la malade. Le volume de l'utérus n'est pas considérablement augmenté, mais on sent à gauche de l'organe un empâtement assez considérable, ce qui me fait supposer qu'il a dû y avoir une inflammation du ligament gauche et de l'ovaire du même côté. La maladie, qui a été longtemps traitée, a diminué d'intensité en passant à l'état chronique. Le col de l'utérus est allongé, et légèrement ouvert. Au pourtour de l'ouverture de l'utérus, je constate des ulcérations assez étendues; à côté, il y en a de petites comme faites à l'emporte-pièce; la muqueuse vaginale, qui est blafarde, porte également de légères ulcérations à forme pointillée.

J'ai donc à traiter une inflammation du ligament et de l'ovaire gauche, et, en même temps, des ulcérations qui peuvent être la conséquence de l'inflammation de ces organes. Mais en rapprochant les antécédents de la malade et en constatant les manifestations diathésiques, il est aisé de voir que ces ulcérations peuvent être la conséquence de la diathèse scrofuleuse, et, par suite, être produites par la rupture des vésicules d'eczéma.

Je prescris donc un bain de Sylvanès tous les jours (source des Petites-Eaux), avec injections vaginales. Eau d'Andabre aux repas, et boire, dans la journée, eau de Sylvanès jusqu'à concurrence de 6 à 8 verres. Ce traitement est suivi pendant 10 jours environ. A la grande joie de la malade, l'appétit se réveille, les fonctions digestives se font mieux; seules, les douleurs et les pertes blanches sont un peu augmentées, et la malade s'effraie.

Je l'engage à diminuer le temps consacré aux injections, et à ne point se tourmenter; que cette augmentation était prévue, que c'est l'effet des eaux. Au bout d'une douzaine de jours, je constate que la palpation du ventre est moins douloureuse, et que la tumeur ovarienne a certainement diminué; les pertes sont aussi moins abondantes; la malade prend plus de confiance dans le traitement qu'elle suit, modifié seulement. Je conseille l'usage des douches, et je fais alterner le bain avec ce nouveau mode balnéothérapique. Huit jours après, par conséquent le vingtième du traitement, les règles apparaissent sans douleur, elles sont plus abondantes et coulent pendant trois jours. Je maintiens la malade allongée pendant tout ce temps, et je l'engage à prendre le soir un lavement avec les Petites-Eaux, pour combattre la constipation et, en même temps, exercer sur l'intestin une action dérivative, je continue concurremment le traitement interne. Le flux cataménial ayant cessé, je recommande le même traitement, qui est suivi encore pendant huit jours. Je pratique un nouvel examen complet avant le départ, et je constate par la palpation, la presque disparition de la tumeur ovarienne ; je ne fais naitre aucune douleur par cet examen. Par le toucher, je constate, que le col est plus souple, moins allongé ; je cherche à faire ballotter l'utérus, j'y parviendrais facilement, si je ne craignais pas, par cette manœuvre, de faire revenir les douleurs au moment du départ ; les ulcérations de la muqueuse du vagin et du col utérin sont cicatrisées, et il ne s'écoule plus ces mucosités filantes que j'avais constatées au début de la cure.

L'état général est satisfaisant. Il ne reste donc encore qu'un léger empâtement du côté gauche, avec une légère augmentation de volume de l'ovaire gauche. J'engage Mme G... à rester encore une quinzaine de jours, convaincu qu'on peut espérer une guérison complète ; mais elle ne veut pas y consentir et promet de revenir l'année prochaine.

Observations du Dr Bloc

Extraites du compte rendu officiel adressé à l'Académie de Médecine sur les principales affections observées aux établissements hydro-minéraux réunis d'Andabre et du Cayla. Saison de 1876. (Boehm, Montpellier, 1877.)

Observation Première

Endométrite chronique. — Engorgement du col. — Ovarite. — Anémie. — Amélioration considérable

Mme B..., de P..., âgée de 25 ans, mariée depuis trois ans et demi ; pas de grossesse. Bonne constitution, tempérament lymphatique ; malade depuis deux ans environ : a déjà fait une saison à Andabre en 1875.

Mme B... a éprouvé jusqu'à son mariage une dysménorrhée des plus douloureuses : elle devait s'aliter pendant l'époque menstruelle ; les douleurs étaient insupportables, surtout du côté de la région lombaire ; il y avait peu de sang et il était pâle. — L'espace intermenstruel n'était accusé par rien de particulier ; l'appétit et les forces étaient excellentes.

Depuis trois ans et demi, époque du mariage, il n'y a plus eu de ces douleurs ; les règles ont apparu naturellement, régulièrement et sans caillots.

Il y a deux ans environ, sans cause connue, Mme B... a éprouvé une douleur sourde et continuelle au niveau de l'ovaire gauche ; il y avait en même temps de la pesanteur et de la chaleur de tout le bas-ventre ; bientôt la marche devint douloureuse et presque impossible.

Un médecin consulté à cette époque conseilla le repos absolu, des cataplasmes émollients, de grands bains tous les deux jours et des toniques à l'intérieur. — Un mieux sensible suivit ce traitement, mais il fut de courte durée, et à la suite d'un voyage long et très fatigant, Mme B... retomba dans le même état, aggravé encore d'une anémie considérable et d'une leucorrhée qui succédait aux règles et durait environ 12 à 15 jours... ; parfois, à la suite d'une colique assez violente, Mme B... expulsait un véritable tube de matière sébacée qui s'était concrété dans le col utérin. Il y avait en même temps de la constipation ; la douleur hypogastrique s'irradiait dans les lombes, les aines, les cuisses ; elle éprouvait des tiraillements pénibles, phénomènes dus sans doute à la compression du plexus lombo-sacré par l'utérus hypertrophié.

L'introduction du doigt dans le vagin était douloureuse, surtout lorsque l'on refoulait le col en haut ou que l'on pénétrait dans le cul-de-sac, le postérieur surtout, et du côté droit.

L'appétit et les forces diminuaient notablement, la maigreur était excessive, la marche impossible.

En 1875, au mois de juin, la malade consulta M. Courty, qui conseilla l'usage des eaux du Cayla alliées aux bains de Sylvanès.

Mme B... se trouva bien de sa saison et put retourner à P... dans un état de santé plus satisfaisant, mais encore fatiguée et éprouvant des douleurs assez vives dans l'hypogastre.

La leucorrhée a complètement cessé depuis la dernière cure à Andabre, et c'est là déjà un excellent résultat ; les règles sont régulières et le sang plus riche, l'anémie moins prononcée ; en somme, il y a un mieux notable.

La malade revient à Montpellier en juin 1876, et M. Courty, après examen, constate un engorgement très considérable du col, qui est bosselé, inégal et violacé. Il est recouvert de granulations qui saignent au moindre contact ; l'ouverture cervico-utérine est béante, large et granuleuse ; le cathéter utérin pénètre facilement, mais son introduction est douloureuse, surtout au passage de l'orifice interne : la capacité de l'organe est un peu agrandie. A la suite de cette introduction, il s'est produit une légère hémorragie, qui a cessé spontanément par la position seule donnée à la malade. Il y a donc là un certain ramollissement, un état fongueux des parois internes.

Après quelques jours de repos, on badigeonne le col et le conduit cervico-utérin avec un pinceau imbibé d'une forte solution de nitrate d'argent; en même temps, des badigeonnages de teinture d'iode sont faits sur le bas-ventre, depuis l'ombilic jusqu'au pubis.

10 juin. On pratique une injection de teinture d'iode pure dans la

cavité utérine intra-vaginale — suivie immédiatement d'un grand bain et de lotions avec l'hydroclise. Quelques coliques, un peu d'écoulement de sang, sont les seuls phénomènes qui aient suivi cette opération. La malade prend en même temps, tous les deux jours, un grand bain avec 150 à 300 grammes de sous-carbonate de soude. Mais l'état congestif de l'organe reste le même, les granulations seules tendent à disparaître. C'est alors que M. Courty, à la date du 23 juin, applique deux pointes de feu (ignipuncture) de chaque côté de l'ouverture du col. Cette opération est bien supportée et n'est suivie d'aucun accident. On continue les grands bains et les lotions vaginales. Les règles apparaissent le 25 et durent pendant six jours avec une certaine intensité ; puis tout rentre dans l'ordre.

Rien de particulier à signaler jusqu'au 1er juillet. A cette époque, on examine la malade : le travail de cicatrisation s'opère, le col est moins volumineux, mais il est toujours congestionné et douloureux ; les granulations sont moins abondantes. M. Courty conseille alors une seconde saison à Andabre, où la malade arrive le 8 juillet. Après avoir recueilli les commémoratifs et avoir examiné la malade, je conseille, comme l'année dernière, l'usage des eaux d'Andabre avant les repas, aux repas, et un grand bain d'Andabre comme tonique tous les deux jours. C'est de la même façon que Mme B... avait commencé son traitement l'année dernière ; elle avait ensuite pris vingt bains à Sylvanès, *et mon intention est d'agir de même cette année, mais d'insister encore plus sur les bains de Sylvanès, dont l'action résolutive est incontestable*. Le 9, la malade prend donc un bain d'Andabre avec 60 litres d'eau de la Buvette, et, pendant le bain, elle fait des lotions intra-vaginales avec l'hydroclise.

11, 13, 15, 17, 19, 21. — Continuation des bains, en augmentant chaque bain de 10 litres d'eau de la Source. A la date du 21, les mois apparaissent sans causer de fatigue ni de douleur à la malade. L'eau d'Andabre est toujours prise matin et soir ; je fais prendre celle du Cayla (source Princesse) aux repas ; Mme B... la supporte fort bien, et je constate que déjà les forces reviennent et surtout l'appétit, qui était languissant et presque nul à son arrivée.

26. — Un huitième bain est pris à Andabre, mais je dois en cesser l'usage à cause de l'excitation qu'ils produisent, et je craindrais de dépasser l'effet que je désire obtenir.

Je laisse Mme B... se reposer huit jours, tout en continuant l'usage des eaux d'Andabre. Mme B... en prend actuellement trois verres le matin et trois verres le soir, et celle du Cayla aux repas.

A la date du 2 août, j'examine le col et je trouve qu'il est moins rouge, la cicatrisation des pointes de feu est complète : il est moins douloureux et les granulations ont en partie disparu. L'ouverture du conduit cervico-utérin est toujours béante et saigne facilement, le cathétérisme est douloureux comme au début du traitement : la chaleur, la pesanteur éprouvées par la malade, du côté gauche, ont beaucoup diminué, mais existent encore et rendent la marche très pénible.

Les bains de Sylvanès sont commencés le 3 août (source des Moines), suivis d'un massage énergique à la sortie et d'une heure de repos au lit.

Mme B... prend ainsi tous les jours un grand bain et n'en éprouve aucune fatigue : au quinzième bain, je la fais reposer quelques jours et j'en profite pour examiner le col, qui n'est plus congestionné (à la date du 22 août), qui a considérablement diminué et n'a plus aucune granulation. En même temps son ouverture s'est notablement rétrécie, les douleurs abdominales sont moins accusées et les tiraillements douloureux répétés lors de la marche, du côté gauche, ne se font sentir qu'à de rares intervalles.

Du 22 août au 23 septembre, époque de son départ, Mme B... prend encore quinze bains à Sylvanès, soit une saison de trente bains. Les forces et l'embonpoint sont revenus, grâce à un appétit qui ne s'est jamais démenti pendant son séjour à Andabre. Le col est diminué d'environ de moitié, l'ouverture en est normale et les granulations ont totalement disparu. Les douleurs du côté de l'ovaire seules persistent encore, mais à un degré très faible, et la malade peut faire des courses assez longues sans éprouver une fatigue exagérée. Je conseille, à Montpellier, de faire tous les matins de l'hydrothérapie suivie d'un énergique massage et d'une bonne sudation dans des couvertures, de prendre quelques bains avec le sous-carbonate de soude et de varier l'alimentation.

Mme B... part le 23 septembre, sinon guérie, tout au moins dans un excellent état d'amélioration, et j'ai pu une fois de plus constater dans ce cas *les effets résolutifs et calmants des bains de Sylvanès, et toniques des eaux du Cayla.*

Observation II

Antéflexion utérine. — Chlorose. — Troubles nerveux. — Amélioration notable.

Mme J... L... de V... (Tarn), âgée de 36 ans, d'un tempérament lymphatique, jouit d'une bonne constitution. Réglée à 15 ans, régulièrement, sans douleurs. La durée des règles est de deux jours et demi environ. A l'âge de 18 ans, s'étant accidentellement mouillé les membres inférieurs pendant une époque menstruelle, elle vit ses règles se supprimer brusquement, et à partir de cette époque elle vécut dans de continuels malaises : au moment correspondant aux époques, elle éprouvait de vives douleurs au bas-ventre, à la région lombaire, en même temps que des éblouissements ; le sang se portait au cerveau, et plusieurs fois elle dut s'appuyer à un meuble pour ne point tomber. On appliqua à divers moments des sangsues aux régions vaginales, à l'anus, ce qui soulagea momentanément la malade, mais contribua à la rendre chlorotique. A l'âge de 21 ans, elle eut une fièvre typhoïde des plus graves, dont elle resta environ un an à se remettre. Les mois réapparurent à cette époque, mais en petite quantité ; le sang était pâle et il y avait de la leucorrhée consécutive.

Un traitement tonique, des bains de mer, rétablirent la malade, qui se maria en 1865.

Mme L... a fait successivement, en 1866 et 1867, deux fausses couches : la première de cinq mois, la seconde d'environ quatre mois et demi : il n'y a plus eu de grossesse ni d'avortement depuis cette époque. Mme L... éprouve une vive douleur dans la région lombaire, au moment des rapports sexuels, et depuis trois ans cette douleur est tellement vive qu'elle redoute les approches de son mari.

Elle est réglée régulièrement, mais éprouve de la douleur quelques jours avant ; le ventre se ballonne, parfois il y a de la constipation, mais surtout de fréquentes envies d'uriner, que la malade doit immédiatement satisfaire, sous peine d'être mouillée ; ce dernier symptôme fatigue et préoccupe beaucoup la malade, il existe encore dans la période intermenstruelle, mais avec moins d'intensité. Elle a, à diverses époques, consulté des médecins ; elle a été examinée plusieurs fois, et jamais on n'a trouvé rien d'anormal du côté de l'utérus et de ses annexes.

Mme L... arrive à Andabre le 10 juillet. Je constate d'abord une chloro-anémie très accusée, bruit de souffle, etc. Malgré un embonpoint considérable et une apparente vigueur, cette dame est fatiguée au moindre travail intellectuel ou physique : elle ne peut pas marcher une demi-heure sans éprouver une lassitude générale et doit se reposer aussitôt. Les chairs sont flasques, la peau très blanche et lymphatique ; il y a des troubles de digestion ; appétit bizarre et languissant. D'après les douleurs éprouvées par Mme L... du côté des reins, d'après ces besoins fréquents d'uriner, je songe à un déplacement de l'utérus et j'examine la malade. Au toucher, chaleur vive du vagin, douleur au passage du doigt ; j'arrive sur le col, dont je ne touche que la lèvre antérieure, qui est hypertrophiée, et je ne puis parvenir à toucher l'ouverture du col qu'en attirant fortement à moi cette lèvre avec mon doigt replié en crochet : l'ouverture du col regarde en arrière, le corps est porté en avant et vient presser la vessie, surtout à l'époque des mois, alors que l'utérus est augmenté de volume et turgescent ; de là ces fréquentes envies d'uriner. Cet état d'antéflexion avait été méconnu jusqu'alors. Pour introduire le cathéter, je fais placer la malade sur les coudes et les genoux, mais je ne parviens pas à pénétrer dans le corps ; il y a, au niveau du col et du corps, un coude que l'on sent fort bien, mais qu'il serait dangereux de forcer. Cependant, relevant d'une main les parois abdominales et de l'autre guidant l'instrument, je puis pénétrer dans l'utérus, qui a sa mensuration habituelle, et je relève assez facilement le corps de cet organe.

En présence de ce cas complexe, d'une part un état général, la chloro-anémie, et d'autre part un état local, l'antéflexion utérine, je crois devoir m'adresser à tous les deux en même temps, car je pense que l'un est intimément lié à l'autre. Ce sont la fatigue, le manque d'exercice, les douleurs continuelles éprouvées par la malade, qui influent si malheureusement sur ses fonctions et l'anémient à ce point.

Je formule donc le traitement suivant :

1° Boire matin et soir avant chaque repas un demi-verre d'eau d'Andabre, et aller jusqu'à trois verres *(bis)*.

2° Aux repas, faire usage de la source Princesse (Cayla).

3° Prendre, tous les deux jours, un grand bain de Sylvanès (source des Moines) avec injections vaginales pendant le bain.

4° Le jour où l'on n'ira pas à Sylvanès, prendre une douche froide, complète, à Andabre, suivie de massage, sudation, etc.

Mme L... supporte bien ce traitement, et je puis constater de jour en jour une amélioration notable du côté des fonctions digestives.— La constipation cède peu à peu ; l'hydrothérapie, acceptée d'abord avec hésitation, donne de bons résultats ; j'examine la malade le 30 juillet : elle a pris vingt bains de Sylvanès et vingt douches. La lèvre antérieure du col est moins volumineuse, il n'y a plus de douleur à l'introduction du doigt ou du spéculum, l'antéflexion existe toujours à peu près au même degré. — J'ai recommandé à Mme L..., à qui j'ai fait porter une bonne ceinture hypogastrique, de se coucher sur le dos, après qu'avec le cathéter j'ai relevé le corps de l'utérus ; mais je ne puis obtenir de la malade qu'elle garde cette position plus de deux heures. Néanmoins les besoins d'uriner sont moins pressants et plus rares : il est évident qu'il y a eu un travail de régression du côté de l'utérus, qui, devenu moins volumineux, ne pèse plus si lourdement sur la vessie.

3 août. — Un grand bain de son et repos au lit, couchée sur le dos, position que la malade ne peut pas, dit-elle, garder.

4. — Elle se lève et reprend son traitement (bains et douches). Appelée par des affaires pressantes, Mme L... quitte Andabre le 7 août, dans un état de santé très-satisfaisant. J'ai obtenu le retour des forces, de l'appétit ; l'anémie a disparu totalement et l'antéflexion est en voie de réduction. Je conseille à Mme L... de faire, chez elle, usage de bains alcalins, de continuer l'usage de l'eau de la Princesse (par 1/2 bouteilles) et de prendre tous les cinq ou six jours le lavement de pommade du professeur Courty. Son action résolutive, jointe à celle des bains alcalins, activera, je l'espère, la guérison de l'engorgement du col, qui n'a pas complètement disparu.

Observation III

Chloro-anémie. — Irrégularité dans la menstruation. — Phénomènes nerveux du côté de l'estomac. — Guérison.

Mme C..., de P.., âgée de 25 ans, réglée à 12 ans d'une façon régulière, sans douleurs ni caillots, n'a jamais été malade. Il ya deux ans, étant enceinte d'environ trois mois, elle fit une fausse couche, à la suite de laquelle se produisirent des hémorragies très-abondantes qui l'affaiblirent considérablement. Divers traitements anti-anémiques furent institués, mais Mme C... n'en retira qu'un très-médiocre bénéfice. A dater de l'époque de son avortement, la menstruation devint irrégulière ; Mme C... restait trois ou quatre mois sans voir apparaître ses menstrues, et, lorsque celles-ci se montraient, leur durée dépassait plus de trente jours, et c'étaient alors de véritables hémorragies. En même temps, la malade éprouvait une pesanteur considérable à la région hypogastrique, des douleurs en ceinture, de l'oppression, des crampes à l'estomac et souvent des phénomènes hystériques (sensation de contraction au cou, pleurs, etc.). Un médecin consulté à cette époque envoya Mme C... aux bains de mer, pendant l'été de 1875 ; ceux-ci firent beaucoup de bien, et depuis cette époque la menstruation est plus régulière, les forces plus considérables, mais il y a encore des douleurs à l'estomac, de la dyspepsie et de la chloro-anémie. Sur les conseils de son médecin, le Dr Cathala, Mme C... vint à Andabre pour y suivre un traitement complet. A son arrivée, le 28 juillet, je constate une pâleur assez prononcée du visage, et Mme C... est amaigrie et très-vite fatiguée. A l'auscultation : bruits de souffle de l'anémie au premier temps et à la base, pouls faible ; l'abdomen est ballonné, douloureux à la pression, le col utérin volumineux, entr'ouvert, et saigne facilement. Il y a un peu de relâchement des ligaments utéro-sacrés, et c'est là ce qui explique la sensation de pesanteur ressentie presque toujours par la malade, et surtout après une marche ou une station debout trop prolongée. Du côté des voies digestives : la langue est blanche, il y a de l'anorexie, la malade éprouve des douleurs très-vives au creux épigastrique. J'ai été témoin d'une de ces crises : la face devient pâle, la malade ne trouve pas de position qui la soulage, elle a des hoquets, et, après des efforts de vomissements très-violents et très-douloureux, elle expulse des glaires filantes, parfois striées de sang; lorsqu'elle a mangé depuis peu, les matières alimentaires sont alors rejetées et la crise est moins douloureuse. Ces crises durent quelquefois trois heures ; elles sont alors suivies d'un état de faiblesse qui, pour être moins douloureux, n'est pas le repos encore ; ce n'est qu'au bout de quelques heures que l'estomac a repris ces fonctions et n'est plus douloureux. Il y a une constipation opiniâtre, et Mme C... ne peut aller à la selle que par des lavements purgatifs.

En présence de cet état complexe, je formule le traitement suivant :

1° Boire avant les repas, par demi-verre, de l'eau de la source Princesse ;

2° Boire aux repas, de l'eau de la Buvette du Cayla et d'Andabre ;

3° Prendre tous les jours un grand bain à Sylvanès (source des Moines).

L'eau du Cayla n'est pas, au début, bien supportée par la malade; elle éprouve des pincements et une chaleur très-vive à l'estomac ; je fais alors couper cette eau avec de l'infusion de tilleul, et elle passe beaucoup mieux ; l'eau d'Andabre, prise aux repas, est très-bien acceptée : grâce à son usage, la constipation devient moins opiniâtre et même il se produit les premiers jours un peu de diarrhée.

A la date du 12 août, je fais essayer à Mme C... l'eau de la source Madeleine, mais elle ne peut la supporter, malgré son mélange *avec de l'infusion de tilleul*, et je dois me borner à continuer celle de la Princesse, dont la faible minéralisation est mieux tolérée par l'estomac ; mais, dans ce cas, c'est moins au fer que renferme l'eau qu'à son acide carbonique et à ses autres principes que j'attribuerai le bien-être éprouvé par la malade. Les crises ou crampes d'estomac ont diminué d'intensité et s'éloignent de plus en plus ; et j'ai noté souvent cette action très-heureuse de l'eau d'Andabre dans les spasmes et les crampes de l'estomac. Mme C... reprend des forces tous les jours. Les mois, qui ont apparu le 15, n'ont duré que quatre jours et n'ont rien offert de particulier ; il n'y a plus eu de ces hémorragies qui fatiguaient la malade au point de nécessiter le tamponnement ; le col est moins volumineux, moins ouvert, et l'utérus paraît moins hypertrophié aussi ; cependant il existe encore cette sensation de pesanteur, quoiqu'à un degré moindre. La constipation n'existe plus ; Mme C... *continue l'usage des bains de Sylvanès, dont elle se trouve fort bien ;* je lui ai conseillé de faire, à l'aide de l'hydroclise, des injections intra-vaginales pendant toute la durée du bain.

Il n'y a rien de particulier à signaler jusqu'au départ de la malade, qui a eu lieu le 20 août. Je dirai que les crampes d'estomac ont complètement cessé, que l'appétit est excellent, que les forces augmentent tous les jours, et que les fonctions menstruelles paraissent aujourd'hui régulières.

Pendant deux années consécutives, nous nous sommes occupé de la direction thermale de quelques malades envoyés à Sylvanès, et nous avons pu recueillir six observations qui ne font que corroborer celles des docteurs Planche et Bloc.

Observations Personnelles

Observation Première

Leucorrhée très abondante sans lésion utérine appréciable. — Etat dyspeptique. Anémie. — Guérison.

Mme B..., du département de l'Hérault, est âgée de 32 ans, d'un tempérament lymphatique et d'une constitution moyenne. Rien de particulier sous le rapport des antécédents et de l'hérédité.

Réglée à 16 ans seulement, sans aucun trouble, s'est mariée à 19 ans et a eu quatre enfants. Les couches ont été normales. A la suite de la dernière, violent chagrin résultant de la mort d'un de ses enfants, perte de l'appétit, perturbation complète dans les fonctions digestives, céphalalgie et vomissements.

Etat actuel. — Face pâle, joues flasques et décolorées, muqueuses blanchâtres. Digestions lentes et pénibles. Constipation. Palpitations. « *Bruit de diable* » dans les vaisseaux du cou. Essoufflement à la moindre marche. Faiblesse générale dans tous les membres. Règles régulières, mais décolorées. Pertes blanches très abondantes dans l'intervalle. Rien d'appréciable du côté de l'utérus ou de ses annexes.

Traitement. — L'état dyspeptique dominant sur tous les autres symptômes, je conseille : 1° L'eau de Prugnes le matin et au repas et dans la soirée quelques verres de la source des Colonnes.

2° Un bain de demi-heure de durée source des Moines avec injections vaginales de 4 à 6 litres d'eau.

Une analyse d'urine faite avant le traitement, c'est-à-dire le 27 juillet 1898, analyse ayant pour but de fournir le dosage de l'urée seulement, donne :

Quantité d'urine émise en 24 heures, 1,050 cent. cubes.
Solides . . . . 42 grammes
Urée . . . . 19 —

Le 3 août, c'est-à-dire après le septième bain, surexcitation générale, pertes plus abondantes qui fatiguent beaucoup la malade ; l'appétit est cependant augmenté et les selles sont régulières.

Analyse d'urine du 3 août :

Quantité d'urine émise en 24 heures, 1,500 cent. cubes.
Solides . . . . 41 grammes
Urée . . . . 17 —

Je conseille la continuation du traitement balnéaire en ramenant le bain à 20 minutes de durée pendant quelques jours pour augmenter successivement la durée de 5 minutes chaque jour jusqu'à 45 minutes si les phénomènes de surexcitation disparaissent. Je fais modérer, en même temps, la quantité d'eau employée aux injections vaginales. A la place de l'eau de Prugnes, boire les eaux du Cayla, source Princesse.

Au bout de 25 jours de traitement, Mme B... se trouve dans un excellent état de santé. L'appétit est bon, la face et les muqueuses sont colorées.

Le flux menstruel se produit avec abondance et sang très rouge. Plus de pertes blanches. Mme B... reste encore quelques jours pour se reposer et quitte la station complètement guérie.

Le dosage de l'urine à la fin du traitement donne en 24 heures : Urée 25 grammes pour une quantité d'urine de 1,250 cent. cubes émise dans le même laps de temps.

Observation II

Stérilité par diathèse arthritique. — Obésité et anémie

Mme F..., du département du Tarn. Bonne constitution. Tempérament lymphatique.

Antécédents héréditaires et personnels à peu près nuls.

Sa mère a eu huit enfants tous bien portants.

Réglée à 12 ans sans aucun trouble. Bonne santé. S'est mariée à 23 ans et depuis deux ans, n'a pas d'enfants.

A première vue, Mme F... paraît très bien constituée ; mais sous une apparence de bonne santé que semblerait indiquer une forte corpulence, les chairs sont flasques et molles et l'obésité est précoce. C'est une ralentie de la nutrition chez qui règne un état anémique assez prononcé. Nous constatons, en effet, des muqueuses pâles et décolorées, de l'essoufflement à la marche, essoufflement d'ascension et d'effort, des bruits de souffle dans les vaisseaux du cou. A l'auscultation, le cœur se révèle normal.

A l'examen, les organes génitaux sont normaux, l'utérus est normal, pas de déviations utérines, pas de pertes blanches. Son mari, très bien constitué, n'a jamais été malade.

La stérilité nous paraît donc liée à un retentissement de l'état général sur la fonction génitale et, dans ce but, nous conseillons les eaux du Cayla (*Source Madeleine*) pour combattre l'anémie et les bains de Sylvanès (*Source des Moines*) avec injections vaginales à pression modérée pour stimuler les fonctions génitales.

Après vingt-deux jours de traitement, Mme F... quitte Sylvanès. Le traitement hydro-minéral a produit de la perturbation dans l'apparition, la durée et l'abondance du flux cataménial : ses règles ont apparu deux jours plus tôt, ont été plus abondantes et ont duré un jour de plus.

Depuis lors, nous avons appris que Mme F... était devenue enceinte un mois après son départ de la station.

Observation III

Endométrite hémorragique. — Curettage. — Anémie avec leucorrhée et hémorragie atténuées, mais persistantes. — Guérison

Mme S..., du département de l'Aveyron, 26 ans, nerveuse, constitution moyenne, hérédité et antécédents normaux. Réglée à 13 ans sans difficulté. Bonne santé jusqu'à 23 ans, époque du mariage. Pas de grossesse. A la fin de la première année, un retard se manifeste dans l'apparition des règles, retard de deux semaines suivi d'une hémorragie très abondante. Un médecin consulté ordonne le repos au lit; mais la malade ne tient compte de son avis et continue son genre de vie ordinaire.

Depuis lors, presque à chaque époque, douleurs dans le bas-ventre et les lombes suivies d'hémorragies très abondantes durant six à huit jours. L'écoulement sanguin se décolore de plus en plus pour se changer en leucorrhée au bout du même laps de temps. La malade éprouve de la fatigue et la moindre secousse produit des douleurs dans les lombes et dans la région utéro-ovarienne. Le moindre effort est suivi de palpitations et d'essoufflements. Un médecin consulté ordonne des bains tièdes prolongés, cautérise le col à la teinture d'iode, pansement approprié, injections vaginales à l'acide borique. Amélioration pendant le traitement, mais dès qu'il cesse, hémorragies, leuchorrée, douleur. Le traitement a duré un an.

La malade va alors consulter à Toulouse un spécialiste qui pratique un curettage de la matrice, pansements appropriés, injections au phénosalyl et plus tard administration d'un traitement reconstituant dont fait partie l'hydrothérapie.

Cette médication améliore l'état local et l'état général. Les hémorragies et les douleurs utérines diminuent d'intensité; mais la leucorrhée persiste toujours et la marche réveille des douleurs et des palpitations.

Devant cet état persistant durant près de trois ans, le premier médecin traitant envoie la malade à Sylvanès, août 1897.

Le 2 août, nous lui ordonnons un bain de 30 à 40 minutes (*Source des Colonnes*) avec spéculum grillagé pendant le bain, repos au lit après le bain.

2° Eau du Cayla (*Source Princesse*), 4 verres le matin à jeun et aux repas.

3° Le soir quelques verres des Petites-Eaux.

Le traitement est bien accepté et bien supporté par la malade qui obtient une sédation générale dès les premiers bains. Au bout du cinquième jour, la source de la Princesse est remplacée par la source la Madeleine, plus ferrugineuse et les bains sont prolongés de dix minutes.

Après 25 bains, les effets reconstituants sont manifestes: les palpitations ont disparu ; la peau reprend sa coloration normale ; le sommeil est excellent et l'appétit se maintient ; la leucorrhée est insignifiante ; les douleurs utérines ne se produisent plus ; le flux menstruel apparaît à ce moment d'une façon normale. Au bout d'un mois de traitement ou de repos, nous renvoyons Mme S.. complètement guérie.

Observation IV

(Métrite douloureuse chronique. — Amélioration notable)

C'est une malade du Tarn forte et douée d'un excellent tempérament. Elle n'a jamais eu de maladies graves. Réglée à 12 ans 1\|2, sans douleurs ni caillots, elle s'est mariée à 24 ans en pleine santé. La maladie débuta quelques mois après le mariage par des douleurs dans l'utérus et les ovaires, douleurs qui se montrent surtout après la marche ou après des secousses. Ces douleurs ont successivement augmenté. Un médecin consulté cautérise plusieurs fois le col à la teinture d'iode, applique un tamponnement approprié et, après trois mois de traitement, envoie notre malade à Sylvanès.

Pour la première fois, nous la voyons le 2 août 1898 et elle nous raconte ce qui précède.

Etat actuel. — Notre cliente se plaint surtout de douleurs dans le bas-ventre. Elle souffre couchée comme debout et la marche est particulièrement pénible. Du coté du rectum, elle accuse une douleur et une pesanteur incessantes. Constipation opiniâtre.

Les mictions sont douloureuses et fréquentes, phénomène qui affecte beaucoup la malade.

Les douleurs irradient vers les lombes, les aines et les cuisses, du côté de la vulve et sur le pourtour de l'anus.

Il n'y a ni hémorragie ni métrorragie. Les règles sont sensiblement normales et amènent une certaine détente dans l'état de la malade. Pas d'écoulements dans l'intervalle des règles.

Etat général. — Satisfaisant, ni dyspepsie, ni anémie, ni troubles nerveux.

Examen direct. — Utérus en rétroflexion. Col lisse régulier, peu douloureux à la pression, mais très volumineux et remplissant tous les culs-de-sac. Au palper hypogastrique et au toucherrectal, l'utérus parait augmenté de volume.

L'hystéromètre pénètre avec une extrême difficulté à cause de la rétroflexion : la cavité utérine mesure dix centimètres.

Au spéculum, la muqueuse parait rouge, violacée, très tendue et n'est pas couverte d'ulcérations.

Une médication sédative et résolutive s'impose de prime abord et nous ordonnons :

1° Bains des Colonnes, de 30 à 45 minutes de durée, avec repos au lit après le bain et toute la journée si c'est possible. Spéculum grillagé pendant le bain.

2° Pour combattre la constipation, eau de Prugnes et lavement avec les eaux des Colonnes.

Les premiers bains paraissent fatiguer la malade et amener chez elle une petite poussée congestive et douloureuse.

Ces phénomènes disparaissent assez vite et au bout du quinzième bain notre malade souffre moins.

Après quelques jours de repos, dus à l'apparition des régles, nous reprenons le traitement, persuadé que sa prolongation provoquera la résolution de l'organe.

Au trentième bain, les douleurs ont disparu et ne sont réveillées que par la marche prolongée.

Nous pratiquons un examen direct. Le col est encore gros, mais n'envahit pas complètement les culs-de-sac. La muqueuse est moins violacée. A la palpation hypogastrique et au toucher rectal, l'utérus parait encore gros mais la rétroflexion est moins prononcée et l'hystéromètre pénètre avec plus de facilité. La constipation a disparu.

J'engage la malade à revenir faire une saison si son état persiste persuadé qu'elle en retirera le plus grand bien.

Observation V

Endométrite catarrhale avec dyspepsie et dilatation de l'estomac.— Amélioration confinant à la guérison

Mme de C..., du département du Cantal, est âgée de 28 ans. Sa constitution est bonne. Douée d'un tempérament lymphatico-nerveux, rien dans ses antécédents héréditaires ne la prédispose à une maladie quelconque. Son père est mort d'une congestion cérébrale à 70 ans, sa mère vit encore.

Déjà elle a fait une saison à Sylvanès en 1891. La malade a été réglée à 14 ans. Le flux menstruel s'est établi très régulier ; mais il était précédé et suivi de quelques pertes blanches pour lesquelles son médecin, consulté, ordonna un traitement ferrugineux et iodé dont la malade n'eut qu'à se louer.

Mme de C... se marie à 20 ans, en pleine et bonne santé, quand trois mois après son mariage, à la suite d'une course en voiture et une quinzaine de jours après ses dernières règles, elle ressentit dans l'hypogastre et les reins de violentes douleurs suivies d'une abondante hémorragie.

Alarmée, elle fait appeler un médecin qui ne peut se prononcer sur un avortement. Néanmoins, il ordonne un repos au lit pendant trois semaines et tout rentre dans l'ordre.

Trois mois après, à la suite d'une nouvelle sortie en voiture, les mêmes phénomènes se reproduisent. Le traitement précité est appliqué pendant trois jours seulement ; mais la malade, peu patiente, se lève au bout de ce laps de temps et recommence ses promenades en voiture.

A la suite de pareille imprudence, courbature générale et fièvre, douleurs excessives dans le bas-ventre se répercutant dans les lombes et les aines. La station debout et la marche deviennent impossibles. Le repos absolu, de grands cataplasmes laudanisés sur le ventre, de grands bains tièdes calment les douleurs. Mais s'écoule alors par le vagin un abondant liquide jaunâtre et muco-purulent. Des injections à l'eau boriquée sont pratiquées sans résultat et, au bout d'un mois de souffrance, quand les symptômes aigus ont à peu près disparu, cautérisation de la cavité utérine, pansement approprié.

Après trois mois de traitement, Mme de C... se rend à Sylvanès ; c'est au mois de juillet 1891.

Son état général laisse à désirer, elle se sent très faible ; elle n'a point d'appétit ; la constipation est opiniâtre. La marche réveille des douleurs, la leucorrhée est très abondante. Au moment de ses règles, elle souffre beaucoup et c'est à peine si elle expulse quelques gouttes de sang en caillot.

Soumise à un traitement de 25 bains (*Source des Moines*) avec injection vaginale dans le bain, elle repart dans un état des plus satisfaisants.

Cet état d'amélioration persiste trois ans et demi. Seules, quelques pertes blanches et un peu de douleur au moment de la période menstruelle viennent troubler la santé de la malade.

Lorsqu'en mars 1895, Mme de C..., à la suite d'un voyage sous une pluie torrentielle, ressentit à nouveau de violentes douleurs utérines, fut reprise des mêmes symptômes qu'en 1891, suivis toujours d'abondantes pertes blanches.

Nouvelles cautérisations et pansement approprié. Injections au phénosalyl. Mieux très sensible ; mais toujours l'anémie, la dyspepsie, la leucorrhée et la douleur, à la moindre secousse, persistent d'une façon désespérante.

Mme de C... se rend dans une de nos stations des Pyrénées et n'éprouve guère de changement dans sa maladie après un traitement qui nous paraît fort rationnel.

Tout l'hiver se passe avec la persistance de tous ces mêmes phénomènes pathologiques.

A la fin de juillet 1897, elle retourne à Sylvanès.

La malade se soumet à notre examen le 3 août, et nous raconte ce que nous avons précédemment consigné.

Son état général nous paraît précaire : teint pâle et décoloré, chairs flasques, muqueuses exsangues, essoufflement pendant la marche, bruit de souffle dans les vaisseaux du cou, digestions pénibles, appétit nul. Constipation.

La malade se plaint surtout d'envies fréquentes d'uriner, de cuissons au pourtour de la vulve et de pertes blanches très abondantes. Pendant la marche, des douleurs se manifestent dans le bas-ventre et dans les aines.

La période menstruelle se produit avec douleur, et la malade expulse difficilement quelques caillots de sang.

Au toucher, le vagin est chaud et douloureux, le col est gros et congestionné, renflé en quelque sorte en massue. Sur tout le pourtour du col, granulations très abondantes. Nous refoulons les culs-de-sac et nous produisons de la douleur. De l'ouverture de ce col, s'échappe un liquide gluant et filant, rendu très abondant en trayant le col.

L'hystéromètre pénètre difficilement en amenant une hémorragie. La cavité utérine paraît un peu agrandie. A la palpation hypogastrique et au toucher rectal, nous pouvons, en effet, nous rendre compte de la congestion utérine.

Traitement. — Les indications du traitement doivent s'adresser à l'état général et à l'état local. Dans ce but, nous conseillons les eaux du Cayla *(Source Princesse)* le matin à jeun et les eaux d'Andabre aux repas.

Localement, il est nécessaire de produire la résolution de l'organe utérin, de favoriser la cicatrisation du col, de tarir la leucorrhée.

Nous nous adressons à la source des Moines. Malgré son action excitante et congestive, nous ne craignons chez notre malade ni des hémorragies abondantes, ni le réveil de douleurs utérines, ni une excitation générale trop vive, et nous savons par expérience que l'eau des Moines produit rapidement la résolution de l'organe après la période de congestion et qu'elle guérit non moins rapidement la leucorrhée.

Le traitement balnéaire se résume ainsi : le matin, un bain source des Moines, dont la durée ne dépassera 20 minutes dès le début, pour arriver, au bout de 10 à 12 jours, à 45 minutes. Injection vaginale dans le bain avec 4 litres d'eau de la même source. Se coucher après la balnéation et demeurer 3 ou 4 heures dans le décubitus dorsal sans préoccupations morales ou affectives.

Le traitement est commencé le 4 août, et, à cette date, nous dosons la quantité d'urine émise et l'urée :

Quantité d'urine rendue en 24 heures, 900 cent. cubes.
Urée . . . . 14 grammes.

5, 6, 7, 8, 9. — Continuation du traitement.

Le 10, la malade se trouve très surexcitée ; elle ne dort plus, leucorrhée plus abondante, douleurs utérines. Elle est peu préoccupée par cet état, qui se manifesta, dit-elle, en 1891. Je lui conseille de modérer ses injections, de prendre ses bains à une température moins élevée, et d'y consacrer seulement 20 minutes au lieu de 35.

Le dosage d'urée fait à ce moment donne 22 grammes contre 1,450 cent. cubes d'urine.

11, 12, 13, 14, 15, 16. — État identique.

17. — Mieux sensible, l'appétit est excellent, la malade dort beaucoup mieux, surtout après son bain ; les douleurs ont rétrocédé, la leucorrhée paraît diminuer. La quantité d'urine rendue atteint le chiffre de 1,800 cent. cubes et l'urée 30 grammes.

19. — Apparition subite du flux cataménial avec 6 jours d'avance sans grande douleur. Sang rouge relativement abondant. Suppression du traitement.

24. — Reprise.

26. — Nous conseillons quelques douches froides générales.

31. — La malade se sent beaucoup mieux. Les douches sont très bien supportées et augmentent l'appétit. Tous les symptômes de l'anémie ont à peu près disparu. Peu de leucorrhée.

Le 5 septembre, la malade nous annonce son départ. L'appétit est excellent, le sommeil très bon. Elle fait de longues promenades sans éprouver de douleurs, de fatigue ni d'essoufflement.

A l'examen. — Le vagin est normal, les pertes blanches sont insignifiantes ; le col, quoique gros, est diminué de moitié ; les granulations ont disparu. En faisant ballotter l'utérus, nous ne réveillons pas de douleur.

La malade quitte Sylvanès dans un état très satisfaisant.

Observation VI

Aménorrhée avec chloro-anémie. — Guérison.

Mme S..., de P... (Haute-Garonne), est âgée de 26 ans. Rien de particulier à signaler dans les antécédents héréditaires et personnels. Sa santé fut toujours bonne. Réglée à 12 ans sans douleurs ni caillots ;

la durée de l'écoulement menstruel était de quatre jours. S'est mariée à 23 ans.

Il y a un an environ, quelques jours après son mariage, à la suite d'un accident de voiture et de la vive frayeur qui en résulta, Mme S... vit son flux menstruel disparaître complètement et, depuis lors, il ne s'est plus montré ; mais à chaque époque correspondante, elle a de la céphalalgie, de la chaleur au visage, de la douleur dans la région des aines et des lombes, enfin, de nombreuses épistaxis que l'on peut considérer comme une menstruation vicariante.

Tour à tour les emménagogues, le permanganate de potasse, et enfin, les drastiques employés n'ont pu provoquer chez elle de congestion pelvienne.

Désespérée par son état, déçue de ne pouvoir aspirer à la maternité qu'elle désire ardemment, vivement préoccupée par des chagrins de famille, des phénomènes nerveux suivis d'insomnie et de perte d'appétit ont créé chez elle une profonde anémie.

Envoyée à Sylvanès, le 25 juillet 1898, la malade me raconte ce que je viens de consigner.

A l'examen, je constate de la chloro-anémie. A l'auscultation: bruit de souffle au premier temps et à la base, palpitations, céphalalgie, troubles digestifs caractérisés par de l'anorexie et de la pesanteur après les repas, quelques éructations.

Le col de l'utérus est petit, l'ouverture cervico-utérine permet à peine le passage de l'hystéromètre, l'utérus lui-même parait diminué de volume.

Au toucher, les culs-de-sac sont libres et on peut les refouler en tout sens sans provoquer de la douleur. Utérus mobile. La coloration des parties, surtout celle du col, est pâle et exsangue.

L'indication à remplir est de tonifier et reconstituer la malade, tout en agissant du côté de l'utérus pour provoquer sur ce point de la congestion.

Dans ce but, le 25 juillet, je formule le traitement suivant :

1° Eau du Cayla (*source Madeleine*), par demi-verres dès le début, jusqu'à concurrence de 8 à 10 verres par jour ;

2° Eau d'Andabre aux repas pour combattre l'anorexie et la dyspepsie flatulente ;

3° Douche générale en pluie sur tout le corps et en jet sur les membres inférieurs, les aines, l'hypogastre et la région des reins. Durée 30 à 40 secondes ;

4° Bains de la source des Moines avec petite douche et pression. Exercice après le bain.

Le 27, je fais un dosage de l'urée :

Quantité d'urine rendue en 24 heures. .	1050 cent. cubes
Urée	18 grammes

Le 4 août, je revois la malade. Le traitement est bien supporté et l'appétit se réveille. Les urines rendues ce jour-là, en 24 heures, s'élèvent au chiffre de 1400 cent. cubes, avec 22 grammes d'urée.

Le traitement est continué jusqu'au 10 août.

A cette époque, des bouffées de chaleur au visage, de la céphalalgie, des douleurs parfois pongitives dans les aines et continuees dans les lombes, annoncent le moment de l'apparition du flux menstruel.

J'examine le col qui est augmenté de volume et parait plus rouge. En faisant continuer ce traitement, j'espère provoquer la fluxion menstruelle. Mais la menstruation supplémentaire s'effectue par une légère épistaxis.

Dix nouveaux bains sont administrés à la malade avec continuation du traitement ferrugineux et hydrothérapique. Au bout de ce laps de temps, repos complet et nouveau dosage de l'urée qui donne 28 grammes pour 1600 cent. cubes d'urine rendue en 24 heures.

Dix jours avant l'apparition de l'époque menstruelle, je fais reprendre le traitement, c'est-à-dire le 1er septembre.

Le 8, après quelques maux de tête et quelques douleurs lombaires, le flux cataménial apparait, mais en très petite quantité et l'écoulement dure à peine deux jours.

Depuis lors, les fonctions menstruelles de la malade sont complètement rétablies comme auparavant.

Des principales observations relatées dans notre étude, nous pouvons conclure que l'indication principale de la cure thermale, dans la plupart des maladies utéro-ovariennes, doit être tirée de l'état général de la maladie et des troubles réflexes provoqués par cette même maladie sur les principaux appareils.

Il est un fait reconnu aujourd'hui que certaines affections, devenant constantes, font en quelque sorte partie du tempérament et dominent à tel point sur les désordres pathologiques qu'elles en arrivent, en tant que cause occasionnelle, à former l'objet principal du traitement. C'est donc en traitant ces affections, que nous nommerons fonctionnelles, qu'il nous sera possible, au point de vue hydro-minéral, de supprimer leur influence causale et de dissiper la maladie.

De ce fait, trois sortes d'affectés fonctionnels font partie du groupe hydro-minéral de Sylvanès. Ce sont : 1° les anémiques ; 2° les névropathes ; 3° les dyspeptiques.

I

Les anémiques. — On admet, en général, que les eaux ferrugineuses, pour eux, produisent des effets comme spécifiques. Cette opinion, tour à tour combattue et admise, trouve d'excellents défenseurs dans les observations elles-mêmes, preuves irréfutables de l'avantage parfois supérieur de la cure hydro-minérale sur les préparations pharmaceutiques. Ces résultats sont-ils dus à des différences climatériques, au changement des habitudes physiques et affectives, à l'action de l'eau elle-même ? Il est probable que ces trois raisons entrent en ligne de compte et viennent puissamment seconder l'amélioration ou la guérison de la maladie. En tout cas, le groupe hydro-minéral qui nous occupe possède des eaux ferrugineuses et arsenicales chaudes avec la source des Moines, et des eaux ferrugineuses froides, servant à la boisson, avec les trois sources de la buvette du Cayla (*Princesse, Rose, Madeleine*), toutes trois fortement chargées en acide carbonique.

II

Les névropathes. — De ces eaux relève encore l'état nerveux constitutionnel auquel les pathologistes de nos jours ont donné le nom de neurasthénie. Cet état, où les fonctions nerveuses du sujet se font remarquer par un excès ou un défaut persistant et remarquable de la sensibilité et de l'irritabilité, est justiciable au point de vue thermal des eaux indéterminées à chaleur tempérée, qui provoqueront un mouvement d'antipéristase parfois insensible, mais souvent curatif.

Ces eaux indéterminées qui représentent au plus haut degré l'action médicinale de l'eau considérée en général et abstraction faite de tel ou tel principe qu'elle peut tenir en dissolution, sont représentées, à Sylvanès, par la source des Colonnes, de la Poste et des Petites-Baignoires, dont la température varie entre 30 et 34 degrés.

A ce traitement sédatif de l'eau elle-même, doit se joindre les avantages d'un climat moyen, sans brusques variations de température, d'un air pur et frais et d'un site agréable au milieu de la campagne. Sylvanès n'offre-t-il pas le type de ces stations ?

III

Les dyspeptiques.— Nous nous servons de cette expression pour désigner tous ceux qui éprouvent de la difficulté dans l'acte de la digestion. Toutes les eaux alcalines et gazeuses donnent d'excellents résultats, ainsi que les eaux indéterminées chaudes. A ces troubles dyspeptiques, se joignent souvent la constipation ou la diarrhée, les eaux usitées contre la dyspepsie, en rétablissant les digestions, régularisent les fonctions intestinales et suppriment l'un ou l'autre de ces symptômes. C'est ici Andabre et Prugnes, avec leurs eaux alcalines et gazeuzes carboniques et la source des Colonnes de Sylvanès dont les eaux sont tièdes et indéterminées qui produisent les meilleurs résultats, comme nous l'avons déjà vu dans ces observations citées.

Si, maintenant, nous voulons examiner les indications des eaux de Sylvanès à un point de vue plus spécial, en ce qui concerne la zone génitale, nous devons, tout d'abord, faire une distinction nécessaire dans les affections auxquelles on pourra les appliquer.

Dans les unes, il s'agit de troubles vasculaires ou nerveux ayant amené un affaiblissement, une déviation de la nutrition normale des organes ou encore de vieilies lésions passées à l'état chronique.

C'est ce que nous pourrions appeler des maladies avec troubles nutritifs par défaut. A cette classe d'affections, il faut un traitement excitant et réparateur, stimulant, énergique, qui nous sera fourni, d'une façon parfaite, par les eaux de la source des Moines.

Dans une seconde catégorie, nous placerons les affections génitales avec symptômes douloureux, témoignant, pour la plupart, de phénomènes congestifs et d'une suractivité fonctionnelle des tissus normaux ou pathologiques. C'est ce que nous pourrions appeler des troubles nutritifs par excès. A ces affections, devra s'adresser un traitement sédatif avant tout, et ce n'est qu'à sa faveur que pourront être insinués les principes minéraux curateurs. On voit immédiatement que l'usage de l'eau des Moines, loin d'être indiqué, constituerait un danger et que c'est aux sources sédatives des Colonnes ou de la Poste que l'on s'adressera et où l'on trouvera l'action calmante cherchée.

En outre, ces sources possédant une action résolutive manifeste, on comprend que les éléments anormaux (tissus pathologiques, anciens ou néoformés, œdèmes, exsudats) subiront peu à peu, sous leur heureuse influence, une régression progressive.

Mais il est à remarquer ici que le pouvoir de ces sources n'est pas le même dans tous les cas.

Aux vieilles lésions, sur lesquelles on peut agir violemment et sans danger, s'adresse la source des Moines dont l'action tonique donne un coup de fouet et qui amène, comme conséquence, une résolution plus rapide et plus complète que les deux autres.

Dans les lésions plus jeunes, plus susceptibles, la source des Colonnes et celle de la Poste viendront déterminer une résolution lente et insidieuse qui risquera moins d'éveiller un foyer mal endormi.

Ce traitement, on le voit par ce que nous venons d'en dire, peut s'adresser à une foule de cas très différents. Tantôt, il s'agit de troubles génitaux liés à l'état général et sans lésions des organes pelviens, tantôt, au contraire, on aura affaire à des maladies locales des organes génitaux par retentissement plus ou moins général.

Voyons donc ce que nous pouvons rencontrer successivement dans les deux cas.

Troubles génitaux fonctionnels. — Lorsqu'on se trouve en présence de troubles génitaux fonctionnels qui ne coïncident avec aucune lésion des organes pelviens, c'est du côté de l'état général du sujet qu'il faut en chercher les causes. Parfois, ces troubles génitaux sont liés à une tuberculose avancée, à une affection cardiaque grave, à une affection rénale profonde ou tout autre état pathologique d'un organe ayant produit une cachexie intense. Dans ces cas, les eaux de Sylvanès ne sauraient être appliquées et c'est au traitement de l'affection causale seule que le médecin devra appliquer les ressources de la thérapeutique.

D'autres fois, au contraire, il s'agit d'un état vague, indéterminé de l'état général dont les signes les plus évidents sont justement ceux qui nous occupent. Nous aurons alors affaire à des aménorrhées, à des irrégularités menstruelles, à des dysménorrhées, à de la stérilité même, liées à un état chloro-anémique, lymphatique, ou encore à de l'obésité, et ce sont encore là des cas où les eaux de Sylvanès pourront beaucoup.

Aménorrhée. Irrégularités menstruelles. — Parfois, certaines femmes, ayant été normalement réglées jusqu'alors, présentent des périodes d'aménorrhée, tantôt prolongées, tantôt alternant avec des règles insuffisantes, ou quelquefois même des ménorrhagies, et cela sans aucune lésion de l'organisme. Il s'agit donc de troubles nerveux ou vasculaires déterminant sur la zone génitale des congestions irrégulières et presque toujours insuffisantes, d'où irrégularité menstruelle.

Il est vrai que quelquefois ces troubles sont sous la dépendance d'une action sécrétoire insuffisante des glandes ovariennes et l'on comprend qu'il suffise alors, pour tout mettre en ordre, d'une excitation, d'un stimulant exercé *in loco*.

C'est ici le cas par excellence d'appliquer la source des Moines qui, par son action excitante, réagira sur l'ovaire et déterminera une modification complète dans l'influx nerveux congestif et dans les réflexes vasculaires.

Ajoutons que la source des Moines fournit encore des indications plus marquées si l'on considère les divers états de l'organisme qui coïncident le plus habituellement avec ces troubles menstruels.

Souvent c'est une jeune fille chlorotique ou anémique qui se présente à nous. Dans de pareilles conditions et dans ces cas-là, les troubles menstruels précités peuvent se manifester dès l'instauration des règles. Or, dans de pareilles circonstances, la source des Moines, combinée à l'action des eaux de Cayla en boisson, tire une nouvelle indication de sa richesse en sels de fer ; et ce traitement aura l'avantage de joindre à l'action tonique locale une médication générale ferrique.

Quelquefois les malades présentent des troubles gastriques de nature généralement dyspeptique dont les effets funestes et bizarres se font sentir, non seulement sur le corps de l'individu par suite des troubles alimentaires, mais surtout sur leur état psychique et détermine bientôt, chez eux, des tendances hypocondriaques et neurasthéniques. C'est dans ces cas que les gynécologistes, Labadie-Lagrave entre autres, recommandent énergiquement les eaux riches en acide carbonique et c'est justement le cas des eaux alcalines de notre groupe hydrominéral : Andabre et Prugnes surtout, dont l'analyse en fait ressortir des quantités très considérables.

Enfin, dans d'autres cas, nous aurons affaire à des lymphatiques, à des scrofuleuses, à de ces femmes qui, sans avoir de lésions tuberculeuses, présentent cet aspect, bien connu, du candidat à la tuberculose. A celles-ci, tant qu'il n'y a aucune lésion, s'adresse l'arsenic, dont est dépositaire en assez grande quantité la source des Moines. Il est vrai que les malades pourraient trouver, dans certaines eaux chlorurées sodiques, très chargées, des ressources évidentes, sinon meilleures, de traitement ; mais il s'agit là d'indications d'un ordre peut-être un peu différent.

Enfin, dans certains cas d'obésité, l'excitation génitale et surtout ovarienne que détermine le traitement, agit sur les fonctions de cet organe, provoque une maturation plus parfaite des ovules et une congestion complète de l'utérus, d'où réapparition de la menstruation, parfois suspendue depuis longtemps, et possibilité de grossesse chez les femmes qui semblaient condamnées à une stérilité complète.

Dysménorrhée. — Chez les femmes présentant au moment de leurs règles de la dysménorrhée d'une façon à peu près régulière, il est bien rare que l'on puisse songer à un traitement par les eaux de Sylvanès. La dysménorrhée mécanique, par atrésie ou flexion de l'utérus, ne relève presque jamais d'un traitement hydro-minéral. La dysménorrhée nerveuse seule peut quelquefois être améliorée par le traitement, comme nous en avons vu deux cas en 1898 ; mais, comme il s'agit ici d'une hyperexcitation de tout le système neuro-génital, d'une hypercongestion de l'ovaire, des trompes et de l'utérus, nous devons laisser bien loin tout traitement excitant pour nous adresser seulement aux eaux sédatives, celles des Colonnes et de la Poste. Encore devra-t-on agir avec beaucoup de douceur, en surveillant de très près les malades.

Tels sont les résultats auxquels amène l'étude des indications dans les divers cas.

Si nous considérons maintenant ce qu'il convient de faire vis-à-vis des maladies locales des organes génitaux, nous tirerons des conclusions absolument analogues.

En première ligne, posons en principe que toute affection aiguë ou subaiguë ne devra pas être traitée par les eaux de Sylvanès de peur d'aviver, par un coup de fouet maladroit, un état phlegmasique tendant à la résolution.

Au contraire, les états chroniques, les infiltrations, les inflammations anciennes sommeillant sans se résoudre pourront recevoir une utile excitation, une inflammation substitutive qui déterminent dans la suite leur disparition à peu près complète.

En premier lieu, nous mettrons les vieilles métrites parenchymateuses, les utérus gros et lourds (engorgés, des anciens auteurs) bien souvent conséquence de métrites post-puerpérales et pour lesquels la thérapeutique ordinaire ne peut rien ou presque rien.

Ces utérus, qui par suite d'une infection du *post-partum* firent alors une involution incomplète et qui ont toujours conservé cet état de subinvolution malgré tous les traitements employés. Il semble qu'il y ait dans le tissu de l'organe comme une sorte d'élément étranger diffusé dans les mailles du tissu musculaire, qui gêne sa nutrition et détermine cet état de phlegmasie chronique. Les eaux des Moines appliquées *in loco* viennent donner un coup de fouet et produisent en quelque sorte comme un retour à l'état inflammatoire primitif, mais ceci à un moindre degré, et déterminent ensuite, grâce à leur action résolutive énergique, une résorption de l'élément pathologique qui produit dans l'organe une véritable *restitutio ad integrum*.

L'endométrite concomitante subit les mêmes modifications de nutrition et disparaît dans les mêmes conditions.

Si parfois l'effet n'arrive pas jusqu'à la guérison complète, il y a du moins une modification dans l'organe, un début d'involution, un état nouveau sur lequel viendront mordre avec plus de facilité les divers traitements médicaux et chirurgicaux que l'on peut appliquer à la métrite chronique.

C'est par un phénomène analogue que l'on pourra agir sur les vieux exsudats, le tissu inodulaire, les rétractions fibreuses, les brides cicatricielles, les masses indurées que l'on rencontre si souvent autour de l'utérus ou de ses annexes : vestiges d'inflammations péri-utérines, qui restent là, amenant parfois, par leur présence seule, ces déviations qui déterminent des gênes de toutes sortes, accompagnées d'impotence fonction-

7

nelle et de tout cet ensemble symptomatique que Pozzi décrit sous le nom de syndrome utérin et dont les troubles gastriques et nerveux forment, avec les douleurs locales, les points les plus saillants.

Tandis que l'on ne pourrait agir en aucune façon sur les paramétrites, périmétrites, salpingo-oophorites, hématocèles au moment de leur période aiguë, on peut au contraire attendre beaucoup, suivant le cas, du traitement excito-résolutif de la source des Moines et sédatif et résolutif de la source des Colonnes.

Telles sont les indications au point de vue général et au point de vue local du traitement balnéothérapique et hydrominéral du groupe des eaux de Sylvanès.

CONCLUSIONS

I

Le groupe hydro-minéral de Sylvanès, comprend :

1° Des sources thermales de trente à trente-sept degrés de température ;

2° Des sources froides à dix degrés.

II

Les sources thermales se composent :

1° D'une source chlorurée, ferrugineuse, arsénicale, à 37 degrés de température, c'est la source des Moines ;

2° De trois sources salines simples ou indéterminées de 30, 32,5 et 34 degrés 5, ce sont les sources des Petites-Baignoires, de la Poste et des Colonnes.

Le débit actuel de ces trois sources réunies est de trois cent mille litres en vingt-quatre heures, ce qui permet de les employer en bains de piscines et de baignoires, en douches et petites douches, en lavements et boissons.

Les sources froides comprennent :

1° Des eaux bicarbonatées sodiques avec la buvette d'Andabre.

2° Des eaux bicarbonatées ferrugineuses et très gazeuses, avec les trois sources du Cayla *(Rose, Princesse et Madeleine)* ;

3° Des eaux faiblement bicarbonatées, sodiques et ferrugineuses, mais très gazeuses, avec la buvette de Prugnes.

Ces eaux sont surtout employées en boisson, sauf celles de la buvette d'Andabre, dont on se sert souvent en injections vaginales.

III

Au point de vue physiologique, il est nécessaire d'établir une distinction entre l'action de la source des Moines, et celle des Colonnes, de la Poste et des Petites-Baignoires.

La première produit une vive excitation sur l'organisme en général ; de la congestion d'abord, de la résolution et de la tonicité ensuite sur l'organe pathologiquement affecté. Cette action se localise de préférence sur les organes pelviens, l'utérus et ses annexes surtout. Quant à l'action physiologique des autres sources, elle se manifeste par une sédation et une antipéristase marquée ; mais l'effet résolutif paraît moindre.

IV

Le groupe de Sylvanès, pris dans son ensemble, s'adresse au point de vue des indications générales :

1° Aux anémiques,

2° Aux neurasthéniques,

3° Aux dyspeptiques ;

au point de vue des indications locales, (à tous les troubles génitaux fonctionnels: aménorrhées, dysménorrhées) ; métrites, paramétrites, périmétrites, salpingo-oophorites, hématocèles, etc.

V

Ces eaux sont formellement contre-indiquées dans toutes les dégénérescences organiques, dans tous les états aigus et subaigus persistants et dans la tuberculose pulmonaire.

INDEX BIBLIOGRAPHIQUE

AUD'HOUI (V.). — Guide pratique des eaux minérales. Paris, 1897.

BERNARD-LAVERNHE. — Revue Médicale de Castres, numéro du 10 décembre 1869.

BÉRARD et COULET. — Analyse des eaux de Sylvanès, source des Moines, 1825.

BLOC. — Compte rendu officiel sur les principales affections traitées à Andabre en 1875. Montpellier, 1876.

— Compte rendu officiel sur les principales affections traitées à Andabre et au Cayla en 1876 Montpellier, 1877.

— Action tonique locale des eaux d'Andabre. Dans la Revue hebdomadaire de thérapeutique générale et thermale, numéro du 29 janvier 1882.

CAUCANAS. — Traité analytique et pratique sur les eaux minérales chaudes de Sylvanès. Paris, an X.

CAUVY. — Analyse des eaux de Sylvanès source des Colonnes et de la Poste. Montpellier, 1848.

CONSTANTIN-JAMES. — Guide pratique des eaux minérales. Paris, 1853.

COURTY. — Traité pratique des maladies de l'utérus et de ses annexes, 3me édition. Paris, 1879.

DURAND-FARDEL. — Etude pratique sur les eaux minérales d'Andabre. Paris, 1895.

DUJARDIN-BEAUMETZ. — Dictionnaire des eaux minérales de France. Paris, 1889.

GALTIER. — Considérations générales sur le rhumatisme et cure de cette maladie par l'usage des bains de Sylvanès. Montpellier, 1820.

GAUTERON, LAZERME et MONTAGNE. — Sixième volume des consultations choisies de Montpellier, 1734.

GIRBAL. — Etude thérapeutique sur les eaux minérales d'Andabre. Montpellier, 1853.

GARRIGOU. — Revue médicale d'hydrologie et de climatologie. Toulouse, 1886.

MALRIEU. — Mémoire sur les eaux de Sylvanès. Toulouse, 1776.

— Lettre à Vicq-d'Azyr, secrétaire perpétuel de l'Académie royale de médecine. Toulouse, 1784.

MARTIN. — Etude sur les eaux de Sylvanès. Tours, 1898.

MESTRE. — Etude sur les eaux minérales du Cayla. Montpellier, 1866.

POZZI. — Traité de gynécologie. Paris, 1897.

PLANCHE. — Etude sur les eaux minérales de Sylvanès. Montpellier et Paris, 1875.

SICARD. — Notice sur Sylvanès. Tours, 1881.

WILM. — Rapport présenté au Comité consultatif d'hygiène sur les analyses chimiques de Sylvanès, d'Andabre, du Cayla et de Prugnes. Lille, 1897.

TABLE DES MATIÈRES

MIRE ISO N° 1

AFNOR 92049 PARIS LA DÉFENSE

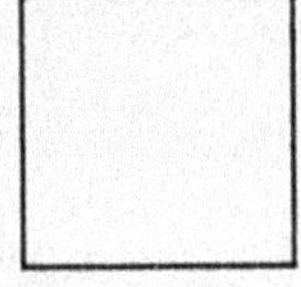

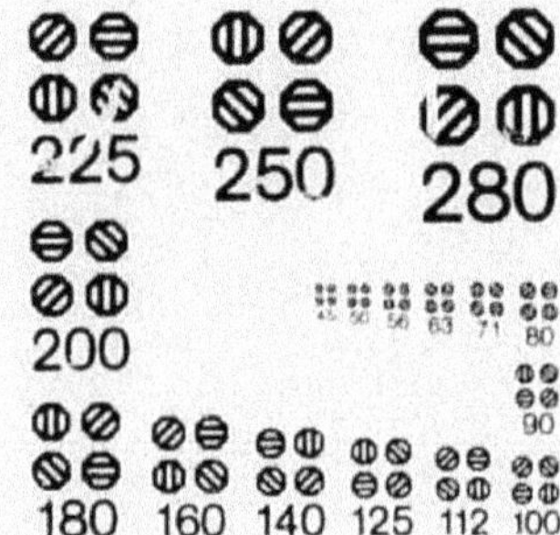

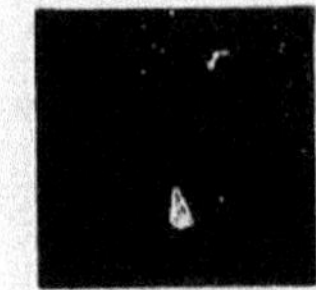

PRODUCTION 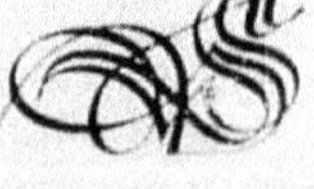 SCRIPTUM PARIS

en conformité avec NF Z 43-011 et ISO 446:1991

www.ingramcontent.com/pod-product-compliance
Ingram Content Group UK Ltd.
Pitfield, Milton Keynes, MK11 3LW, UK
UKHW020925180726
13838UKWH00002B/766